DOUTOR, POR QUE MEU QUADRIL DÓI?

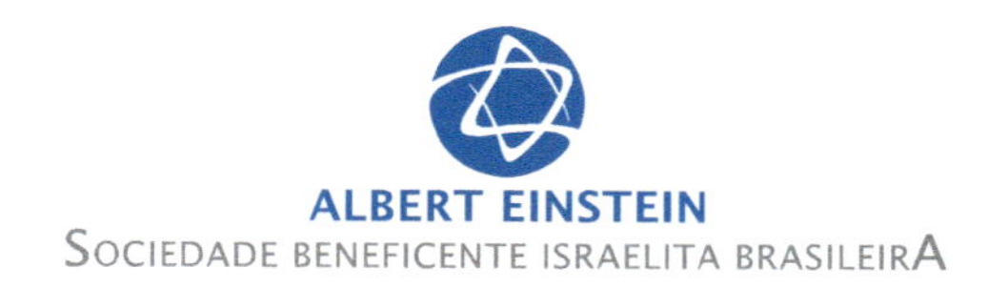

DOUTOR, POR QUE MEU QUADRIL DÓI?

Editores

Rodrigo Guimarães

Maria-Roxana Viamont-Guerra

São Paulo, 2023

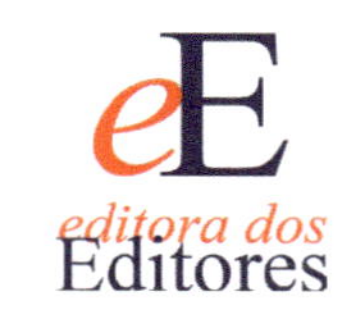

Produção editorial: *Villa*

Dados Internacionais de Catalogação na Publicação (CIP)
(Câmara Brasileira do Livro, SP, Brasil)

Doutor, por que meu quadril dói? / editores Rodrigo Guimarães, Maria-Roxana Viamont-Guerra. -- 1. ed. -- São Paulo : Editora dos Editores, 2023.

Bibliografia.
ISBN 978-85-85162-70-2

1. Articulações 2. Ortopedia 3. Quadril 4. Traumatologia - Diagnóstico e tratamento I. Guimarães, Rodrigo. II. Viamont-Guerra, Maria-Roxana.

23-153728 CDD-617.1

Índices para catálogo sistemático:

1. Ortopedia e traumatologia : Medicina 617.1

Aline Graziele Benitez - Bibliotecária - CRB-1/3129

Este livro foi criteriosamente selecionado e aprovado por um Editor científico da área em que se inclui. A ***Editora dos Editores*** assume o compromisso de delegar a decisão da publicação de seus livros a professores e formadores de opinião com notório saber em suas respectivas áreas de atuação profissional e acadêmica, sem a interferência de seus controladores e gestores, cujo objetivo é lhe entregar o melhor conteúdo para sua formação e atualização profissional.

Desejamos-lhe uma boa leitura!

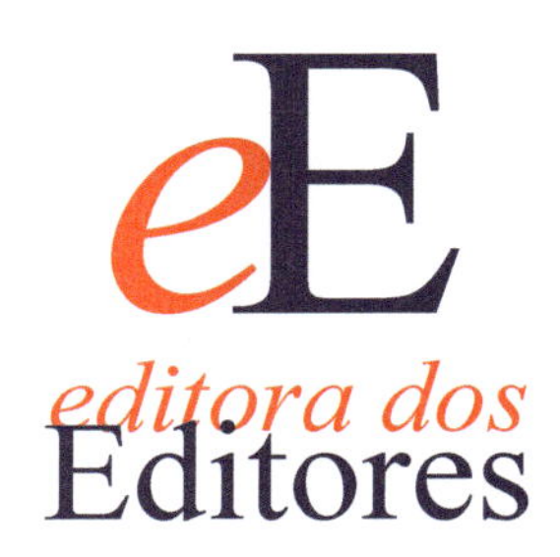

EDITORA DOS EDITORES
Rua Marquês de Itu, 408 — sala 104 — São Paulo/SP
CEP 01223-000
Rua Visconde de Pirajá, 547 — sala 1.121 — Rio de Janeiro/RJ
CEP 22410-900

+55 11 2538-3117
contato@editoradoseditores.com.br
www.editoradoseditores.com.br

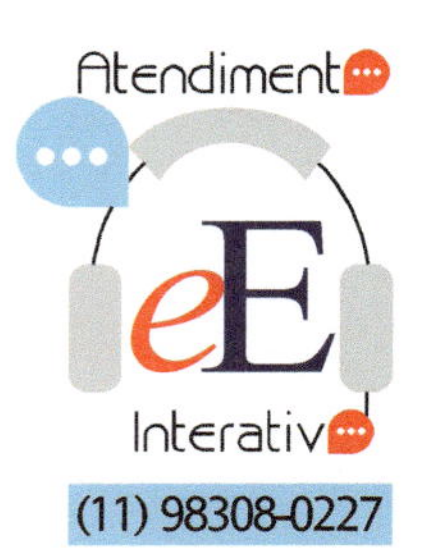

SOBRE OS EDITORES

Rodrigo Guimarães

Médico ortopedista, especialista na cirurgia do quadril pelo Departamento de Ortopedia e Traumatologia da Santa Casa de São Paulo. Mestrado e Doutorado pela Santa Casa se São Paulo. Professor da Faculdade de Ciências Médicas da Santa Casa de São Paulo (FCMSC-SP). Coordenador do Banco de Tecidos Músculo Esquelético na Santa Casa de São Paulo. Professor da Ortopedia do Internato na Faculdade Israelita de Ciências da Saúde Albert Einstein (FICSAE). Coordenador do Programa de Aprimoramento Médico em Cirurgia do Quadril do Hospital Israelita Albert Einstein (HIAE). Membro do Corpo Clínico do HIAE. *Chair* AORecon Brasil. Presidente da Regional Paulista da Sociedade Brasileira de Quadril (SBQ), biênio 2022/2023. Membro da American Association of Hip and Knee Surgeons (AAHKS).

Maria-Roxana Viamont-Guerra

Médica ortopedista com especialização em Cirurgia de Quadril pelo Departamento de Ortopedia e Traumatologia da Santa Casa de São Paulo. *Fellowship* em Cirurgia de Quadril com Dr. Laude e Dr. Bonin em Paris e Lyon, França. *Fellowship* em Artroscopia de Quadril com Dr. Byrd em Nashville, EUA. Colaboradora do Corpo Clínico do Programa de Aprimoramento Médico em Cirurgia de Quadril do Hospital Israelita Albert Einstein (HIAE). Colaboradora da Residência Médica em Ortopedia e Traumatologia do HIAE. Membro titular da Sociedade Brasileira de Ortopedia e Traumatologia (SBOT); Sociedade Brasileira de Quadril (SBQ); *The Hip Preservation Society* (ISHA).

SOBRE OS COLABORADORES

Alberto Gotfryd

Doutor em Medicina pela Faculdade de Ciências Médicas da Santa Casa de São Paulo (FCMSC-SP). Médico Assistente do Grupo de Coluna do Departamento de Ortopedia e Traumatologia da Santa Casa de São Paulo. Médico do Board de Coluna do Hospital Israelita Albert Einstein (HIAE).

Aline Alves Rodrigues

Enfermeira graduada pela Universidade Estadual Paulista (UNESP). Analista Sênior de Qualidade e Segurança no Hospital Israelita Albert Einstein (HIAE). Aprimoramento em Urgências e Emergências (UNESP). Especialização em unidade de Terapia Intensiva (Uningá). Especialização em Gerenciamento de Serviços de Enfermagem. Experiência profissional como Enfermeira em Pronto Socorro, Clínica Médica e Cirúrgica, Supervisora de Enfermagem clínica cirúrgica, Habilitação de avaliadora pelo Sistema Brasileiro de Acreditação – ONA. Enfermeira Sênior da Ortopedia do HIAE.

Amâncio Ramalho Jr.

Ortopedia e Traumatologia pela Sociedade Brasileira de Ortopedia e Traumatologia (SBOT). Especialista em Ortopedia Pediátrica pela Sociedade Brasileira de Ortopedia Pediátrica (SBOP). Análise do Movimento Humano pela Sociedade Brasileira de Análise Clínica da Marcha e do Movimento Humano (SBACMMH). Professor aposentado da Disciplina de Anatomia Descritiva e Topográfica da Escola Paulista de Medicina (UNIFESP). Médico ortopedista do corpo clínico do Hospital Israelita Albert Einstein (HIAE). Ex-diretor Clínico do HIAE.

Andre Wever

Membro Titular da Sociedade Brasileira de Quadril (SBQ) e Sociedade Brasileira de Ortopedia e Traumatologia (SBOT). Médico Assistente do Grupo de Quadril Adulto da Universidade Federal de São Paulo - Escola Paulista de Medicina (UNIFESP-EPM). Coordenador do Programa de Aprimoramento Médico em Cirurgia do Quadril do Hospital Israelita Albert Einstein (HIAE).

Andreia Maria de Lima Oliveira

Fisioterapeuta Graduada pela Faculdade Fundação de Ensino para Osasco (FIEO). Pós-graduada em Fisioterapia Pélvica, pelo Colégio Brasileiro de Estudo Sistêmicos (CBES). Fisioterapeuta do Centro de Reabilitação do Hospital Israelita Albert Einstein (HIAE), na área de Reabilitação Funcional do Assoalho Pélvico. Membro da Associação Brasileira de Fisioterapia Pélvica. Docente em Curso de pós-graduação no HIAE.

Ari S.R. Halpern

Doutor em Reumatologia pela Universidade de São Paulo (USP). Assistente do Serviço de Reumatologia do Hospital das Clínicas da Universidade de São Paulo. Médico reumatologista do corpo clínico do Hospital Israelita Albert Einstein (HIAE).

Arthur Góes

Faculdade de Ciências Médicas da Santa Casa de São Paulo. Residência Médica em Ortopedia e Traumatologia - Santa Casa de SP. Aperfeiçoamento em Cirurgia de Quadril - Santa Casa de SP. Médico do corpo clínico do Hospital Israelita Albert Einstein (HIAE). Membro ativo da Sociedade Brasileira de Ortopedia e Traumatologia (SBOT), Sociedade Brasileira de Quadril (SBQ), American Academy of Orthopaedic Surgeons (AAOS) e Sociedade Brasileira de Trauma Ortopédico (SBTO).

Carla Muroya Capelli

Nutricionista Clínica da Unidade de Ortopedia e do Centro de Reabilitação do Hospital Israelita Albert Einstein (HIAE). Educadora em Diabetes do HIAE. Pós-graduada em Nutrição Clínica em Terapia Nutricional pelo Grupo de Apoio de Nutrição Enteral e Parenteral (GANEP) - Nutrição Humana.

Drielle Schweiger Freitas Bottairi

Nutricionista Sênior do Hospital Israelita Albert Einstein (HIAE). Pós-graduação Lato Senso - MBA, Gestão em saúde com ênfase em administração hospitalar pela universidade Anhembi Morumbi. Pós-Graduada no curso de terapia nutricional em pacientes graves e Nutrição nas doenças crônicas não transmissíveis pelo Instituto Israelita de Ensino e Pesquisa Albert Einstein.

Edmilson Takehiro Takata

Mestrado em Ortopedia e Traumatologia pela Universidade Federal de São Paulo (1994). Ex-chefe do Grupo de Patologias do Quadril Adulto do Departamento de Ortopedia e Traumatologia da Escola Paulista de Medicina (UNIFESP), 1995 a 2022. Médico Ortopedista do Hospital Israelita Albert Einstein (HIAE). Membro da Sociedade Brasileira de Ortopedia e Traumatologia (SBOT) e da Sociedade Brasileira de Quadril (SBQ).

Erick Ribeiro Damasceno

Ortopedista formado pela Faculdade de Medicina de Botucatu – Unesp. Membro titular da Sociedade Brasileira de Quadril (SBQ). Médico ortopedista do Hospital Israelita Albert Einstein (HIAE).

Fábio Abiarraj Antunes de Souza

Especialista em fisioterapia ortopédica e traumatológica pelo Instituto Cohen/Universidade São Marcos. Especialista em fisioterapia do sistema músculo esquelético pelo Instituto Cohen/ Universidade São Marcos. Fisioterapeuta referência da CMC/Ortopedia do Hospital Israelita Albert Einstein (HIAE).

Felipe Farah Pinheiro Rodrigues

Título de especialista em Fisioterapia em Terapia Intensiva pela Associação Brasileira de Fisioterapia Cardiorrespiratória e Fisioterapia em Terapia Intensiva e Conselho Federal de Fisioterapia e Terapia Ocupacional (ASSOBRAFIR/COFFITO). MBA em gestão empresarial pela Fundação Getúlio Vargas. Fisioterapeuta Referência do Departamento de Pacientes Graves do Hospital Israelita Albert Einstein (HIAE).

Flavio Murachovsky

Membro Titular da Sociedade Brasileira de Ortopedia e Traumatologia (SBOT). Residência Médica no Hospital Anchieta São Paulo. Membro do Corpo Clínico do Hospital Israelita Albert Einstein (HIAE). Membro do GMA do Quadril do HIAE.

Helio Minoru Samano

Cirurgião de Quadril pelo Departamento de Ortopedia e Traumatologia da Santa Casa de São Paulo (DOT-FCMSCSP). Membro titular da Sociedade Brasileira de Ortopedia e Traumatologia (SBOT); Sociedade Brasileira de Quadril (SBQ). Médico ortopedista do Hospital Israelita Albert Einstein (HIAE).

Henrique Berwanger Cabrita

Doutor em Ortopedia pela Universidade de São Paulo. Ex-presidente da Regional Paulista da Sociedade Brasileira de Quadril (SBQ). Membro da Sociedade Brasileira de Ortopedia e Traumatologia (SBOT), SBQ, Sociedade Brasileira de Artroscopia e Traumatologia do Esporte (SBRATE), Sociedade Brasileira de Medicina do Esporte (SBME), Arthroscopy Association of North America (AANA), The Hip Preservation Society (ISHA) e American Academy of Orthopaedic Surgeons (AAOS). Membro do Vita Ortopedia e Reabilitação. Colaborador do Corpo Clínico da Residência Médica em Ortopedia e Traumatologia do Hospital Israelita Albert Einstein (HIAE).

José Gonçalves de Sales Júnior

Médico especialista em cirurgia do quadril pelo Hospital Israelita Albert Einstein (HIAE). Médico ortopedista do corpo clínico do HIAE. Membro da Sociedade Brasileira de Ortopedia e Traumatologia (SBOT). Colaborador do Corpo Clínico do Programa de Aprimoramento Médico em Cirurgia de Quadril do HIAE.

Leandro Ejnisman

Médico formado pela Faculdade de Medicina da Universidade de São Paulo (FMUSP), ortopedista especialista em quadril. Doutorado pela FMUSP. Pós-doutorado em Stanford. Membro do Corpo Clínico do Hospital Israelita Albert Einstein (HIAE). Apresentador do Podcast Muito Além do Gesso. Co-fundador do Hackmed.

Lucas Basaglia

Formado em ortopedia pelo Hospital Israelita Albert Einstein (HIAE). Especialista em cirurgia do quadril pelo Programa de Aprimoramento Médico em Cirurgia do Quadril do HIAE.

Luciana Pistelli

Médica Coordenadora do Grupo Multi-assistencial de Assoalho Pélvico do Hospital Israelita Albert Einstein (HIAE). Médica do Grupo de Uroginecologia e Assoalho Pélvico da Disciplina de Ginecologia do Hospital das Clínicas da Faculdade de Medicina da Universidade de São Paulo (USP).

Luciano Miller Reis Rodrigues

Professor livre pela Universidade Federal de São Paulo (UNIFESP-EPM). Coordenador do Grupo Médico assistencial de coluna do Hospital Israelita Albert Einstein (HIAE). Pós-doutorado em biologia molecular pela UNIFESP-EPM. Doutorado e mestrado em ciências da saúde. Professor adjunto pela Faculdade de Medicina do ABC. Membro da Sociedade Brasileira de Ortopedia e Traumatologia (SBOT); Sociedade Brasileira de Coluna (SBC); North American Spine Society (NASS).

Marcelo Queiroz

Médico ortopedista, especialista em quadril. Médico ortopedista do Hospital Israelita Albert Einstein (HIAE). Mestre pela Faculdade de Ciências Médicas da Santa Casa de São Paulo (FCMSC-SP). Consultor da Comissão de Cirurgia Preservadora da Sociedade Brasileira de Quadril (SBQ). Presidente da divisão latino-americana da Sociedade Internacional de Artroscopia de Quadril (ISHA). Membro do comitê de quadril da Sociedade Latino-americana de Traumatologia Desportiva (SLARD).

Maria-Roxana Viamont-Guerra

Médica ortopedista com especialização em Cirurgia de Quadril pelo Departamento de Ortopedia e Traumatologia da Santa Casa de São Paulo. Fellowship em Cirurgia de Quadril com Dr. Laude e Dr. Bonin em Paris e Lyon, França. Fellowship em Artroscopia de Quadril com Dr. Byrd em Nashville, EUA. Colaboradora do Corpo Clínico do Programa de Aprimoramento Médico em Cirurgia de Quadril do Hospital Israelita Albert Einstein (HIAE). Colaboradora da Residência Médica em Ortopedia e Traumatologia do HIAE. Membro titular da Sociedade Brasileira de Ortopedia e Traumatologia (SBOT); Sociedade Brasileira de Quadril (SBQ); The Hip Preservation Society (ISHA).

Roberto Heymann

Membro da Comissão de dor, Fibromialgia e Outras Síndromes Dolorosas de Partes Moles da Sociedade Brasileira de Reumatologia (SBR). Ex-assistente. Doutor da disciplina de Reumatologia da Universidade Federal de São Paulo (Unifesp). Mestre e Doutor em Reumatologia pela Unifesp. Reumatologista do corpo clínico do Hospital Israelita Albert Einstein (HIAE). Ex-editor do periódico Advances in Rheumatology.

Rodrigo Guimarães

Médico ortopedista, especialista na cirurgia do quadril pelo Departamento de Ortopedia e Traumatologia da Santa Casa de São Paulo. Mestrado e Doutorado pela Santa Casa se São Paulo. Professor da Faculdade de Ciências Médicas da Santa Casa de São Paulo (FCMSC-SP). Coordenador do Banco de Tecidos Músculo Esquelético na Santa Casa de São Paulo. Professor da Ortopedia do Internato na Faculdade Israelita de Ciências da Saúde Albert Einstein (FICSAE). Coordenador do Programa de Aprimoramento Médico em Cirurgia do Quadril do Hospital Israelita Albert Einstein (HIAE). Membro do Corpo Clínico do HIAE. Chair AORecon Brasil. Presidente da Regional Paulista da Sociedade Brasileira de Quadril (SBQ), biênio 2022/2023. Membro da American Association of Hip and Knee Surgeons (AAHKS).

Silvia Maria Fraga Piovacari

Nutricionista. Mestre em Ensino em Saúde pela Faculdade Israelita de Ciências da Saúde Albert Einstein (FICSAE). MBA Executivo em Gestão de Saúde pelo Instituto de Ensino e Pesquisa (INSPER) com Extensão Internacional em Barcelona, Espanha. Lean Belt na Metodologia Lean Six Sigma pelo Programa e Academia Einstein de Excelência Operacional. Pós-Graduada em Nutrição Clínica pelo Centro Universitário São Camilo. Especialista em Nutrição Clínica pela Associação Brasileira de Nutrição (ASBRAN). Especialista em Nutrição Parenteral e Enteral pela Sociedade Brasileira de Nutrição Parenteral e Enteral (BRASPEN). Coordenadora de Nutrição Clínica do Hospital Israelita Albert Einstein (HIAE). Coordenadora do Curso de Pós-Graduação em Nutrição Hospitalar da FICSAE.

Victor Fruges Junior

Formado em Medicina Santos 2006. Membro da Sociedade Brasileira de Ortopedia e Traumatologia (SBOT) e da Sociedade Brasileira de Quadril (SBQ). Prática Profissionalizante Artroplastia de Quadril no Hospital das Clínicas em 2011. Médico do Hospital Israelita Albert Einstein (HIAE) desde 2011. Especialização no Serviço de Ortopedia e Traumatologista na área de Quadril no Hospital Servidor Público Estadual em 2012. Assistente Voluntário Serviço de Ortopedia e Traumatologista na área de Quadril no Hospital Servidor Público Estadual em 2013 e 2014. MBA Gestão em Saúde em 2016.

Victor Fruges

Formado na Unicamp 1970. Membro da Sociedade Brasileira de Ortopedia e Traumatologia (SBOT) e da Sociedade Brasileira de Quadril (SBQ). Médico Ortopedista do Hospital Israelita Albert Einstein (HIAE) desde 1973. Sócio Fundador da Sociedade Brasileira de Medicina e Cirurgia do Pé e Tornozelo. Médico Assistente do Departamento de Ortopedia e Traumatologia da Faculdade de Medicina Santos (1974 a 1981). Chefe do Departamento Médico da S.E Palmeiras de 1974 a 2016.

Walter Ricioli Junior

Mestrado e doutorado pela Faculdade de Ciências Médicas da Santa Casa de São Paulo (FCMSC-SP). Instrutor de ensino na FCMSC-SP. Assistente do Grupo de Quadril da Santa Casa de São Paulo. Secretário da diretoria da Regional Paulista da Sociedade Brasileira de Quadril (SBQ). Médico do setor de urgência Pronto Atendimento do Hospital Israelita Albert Einstein (HIAE).

AGRADECIMENTOS

Agradecemos a todos os autores e colaboradores que se envolveram na elaboração e produção desta obra, bem como ao Grupo Médico Assistencial do Quadril (GMA) e ao Programa Locomotor do Hospital Israelita Albert Einstein (HIAE) que apoiaram e incentivaram a realização deste trabalho, assim como à Sociedade Beneficente Israelita Brasileira Hospital Albert Einstein (SBIBHAE) que não mediu esforços para a realização desta publicação.

PREFÁCIO

A Ortopedia Einstein é uma área estratégica que atua em sintonia com todas as áreas assistenciais do Sistema de Saúde Einstein, Ensino e Consultoria, Responsabilidade Social e Pesquisa da Sociedade Beneficente Israelita Brasileira Albert Einstein (SBIBAE). As ações da Ortopedia Einstein são direcionadas para a qualidade e segurança do paciente, gestão de corpo clínico, responsabilidade social, sustentabilidade, ensino, pesquisa e inovação e desenvolvimento de planos estratégicos que promovam o crescimento e a melhoria contínua.

A Ortopedia Einstein vem se aprimorando continuamente e estabelecendo-se como referência mundial nesta área de atuação. A excelência de qualidade é busca incessante da Ortopedia Einstein com a construção de diretrizes, criação e melhoria de protocolos gerenciados, controle de indicadores, além do refinamento dos processos nas diferentes linhas de serviço da especialidade e no ensino e na pesquisa.

Desde 2008, a Ortopedia Einstein realiza o gerenciamento de pacientes submetidos à artroplastia de quadril com o objetivo de garantir segurança e qualidade dos serviços prestados, acompanhando a evolução dos pacientes nos períodos pré, intra e pós-hospitalar. Com o apoio e a criação do conteúdo educacional, o GMA de quadril deu à Ortopedia Einstein o pioneirismo na avaliação dos desfechos e na percepção da qualidade do cuidado nas cirurgias do quadril.

O GMA de quadril, com a inquietude de sempre, ajudou na construção de manuais educativos para os pacientes com doenças no quadril, o que tornou os resultados dos tratamentos mais previsíveis e efetivos para os pacientes. As ações desse GMA também ajudaram em diversas atividades da Ortopedia Einstein, entre elas: criação de diretrizes para o gerenciamento e a padronização de materiais e implantes cirúrgicos; desenvolvimento de protocolos de prevenção e controle de infecções cirúrgicas; suporte para aquisição de novas tecnologias em robótica ortopédica e via de acesso anterior nas artroplastias de quadril. Ações sempre com foco na qualidade e proteção dos pacientes ortopédicos.

Este conteúdo a seguir é o resumo das principais atividades do GMA de quadril; ao mesmo tempo, permite-nos antever um futuro promissor para esta especialidade.

Boa leitura!

Dr. Mario Lenza

Gerente Médico da Ortopedia Einstein

APRESENTAÇÃO

O quadril está entre as maiores e mais fortes articulações do corpo humano. Esta articulação é responsável por conectar a parte superior do corpo (o tronco) com os membros inferiores.

A engrenagem que constitui o quadril permite realizar diversas atividades, como caminhada, corrida, salto, sentar-se, levantar-se, entre outras, mantendo a estabilidade e, na grande maioria das pessoas, a ausência de dor. Mas como e por que isso ocorre? Sem dúvida, a combinação e a relação perfeitas de ligamentos, músculos e tendões, cartilagens e ossos, todos com características específicas, explicam o bom funcionamento desta articulação. Então, "Doutor, por que meu quadril dói?"

Responder onde ou como ocorreu a falha neste complexo sistema articular, que resulta na dor e/ou na perda de função, e com linguagem acessível aos pacientes, a médicos que não são especialistas na área, ao setor da enfermagem, à fisioterapia, à nutrição, ou a qualquer pessoa interessada no assunto é a função deste livro.

Compilamos o conhecimento dos diversos profissionais de todas as áreas de assistência e atenção ao paciente com doença no quadril que trabalham no Hospital Israelita Albert Einstein e apresentamos de forma simples, porém completa, em 14 capítulos, informações sobre as doenças mais frequentes que acometem a população geral.

Assim, a presente obra contempla desde a dor de origem muscular, distensões, até as artroses, desgastes da articulação, passando pelas artrites, tendinites, bursites e tantas outras doenças. As queixas mais comuns, suas manifestações, achados de exames e propostas básicas de abordagem de cada uma das doenças são aqui descritos, sem o intuito de simplificar a gravidade de cada situação, mas sim como uma forma de orientação de modo que o leitor possa mais rapidamente dar andamento à busca por uma solução mais eficiente e segura para o seu caso.

Esperamos que este livro possa ser um recurso valioso para todos aqueles que estão lidando com dor e queixas no quadril e que possa ajudar a melhorar a compreensão e a abordagem das doenças desta articulação.

Aproveite a sua leitura!

Os Editores

SUMÁRIO

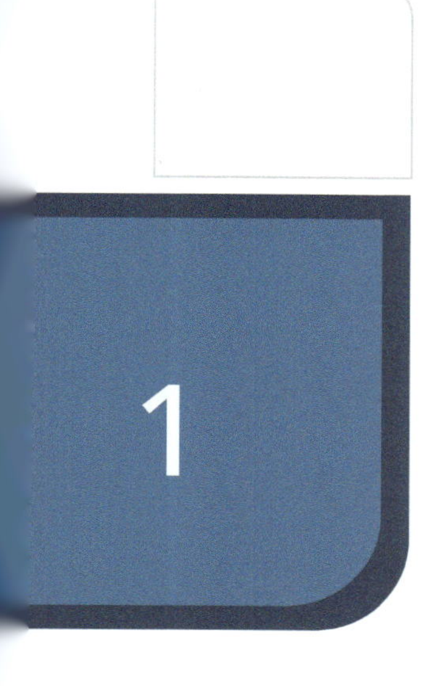

1 ANATOMIA DO QUADRIL ADULTO

Amâncio Ramalho Jr.
Helio Minoru Samano
José Gonçalves de Sales Júnior

Antes de iniciar a leitura, convidamos você, leitor, a tentar responder algumas perguntas sobre este assunto. Para isso, escaneie este QR-code com seu celular

Introdução

As estruturas ósseas, musculares e articulares em harmonia desempenham papel importante no corpo humano, principalmente na sua mobilidade e equilíbrio. A articulação do quadril, que faz a conexão entre a coluna e os membros inferiores, suporta e distribui a o peso do corpo durante a marcha, na posição sentada e na posição de pé. O conhecimento da anatomia e a compreensão da biomecânica do quadril e da pelve são fundamentais para o entendimento das diversas doenças que podem afetar e comprometer a função dessa articulação.

1.1 O que é uma articulação?

As articulações são as uniões entre dois ou mais ossos, popularmente chamadas de "juntas", ou seja, são regiões onde os ossos se encaixam e onde podem ocorrer os movimentos.

Vamos explicar inicialmente as principais partes da articulação do quadril (Figura 1.1):

- **Ossos:** elementos que sustentam o corpo e que funcionam como alavancas para a ação muscular, promovendo os movimentos.
  - Cabeça do fêmur: é a extremidade superior do osso do fêmur, com formato de esfera.
  - Acetábulo: é a parte da bacia (pelve) onde a cabeça femoral encaixa.
- **Cartilagem articular:** revestimento liso e lubrificado das superfícies ósseas da cabeça femoral e do acetábulo, que estão em contato e que permitem o deslizamento entre elas.
- **Lábio (*labrum*):** é um tipo especial de cartilagem fibrosa, similar ao menisco do joelho, que contorna a borda acetabular.
- **Cápsula articular:** é a capa que envolve e protege a articulação, sendo que sua parte interna é revestida pela membrana sinovial, a qual produz o líquido articular conhecido como líquido sinovial.
- **Líquido sinovial:** é o líquido que nutre e lubrifica a cartilagem articular.
- **Ligamentos:** são tecidos fibrosos que reforçam a cápsula articular, de forma a manter a conexão e a estabilidade das estruturas ósseas articuladas.

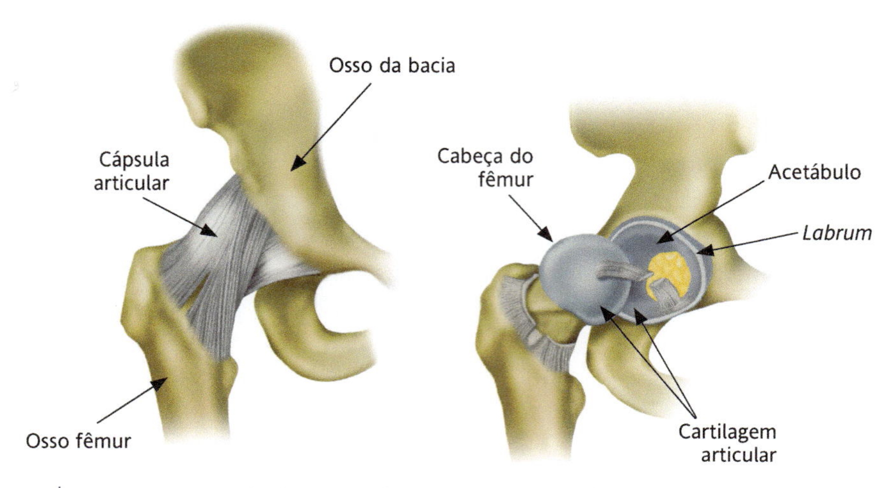

Figura 1.1 | Estruturas anatômicas que formam a articulação do quadril.

Fonte: Desenvolvida pela autoria.

As principais estruturas localizadas ao redor da articulação do quadril são (Figura 1.2):

- **Músculos:** que, ao contrair, promovem os movimentos.
- **Tendões:** extensões dos músculos localizadas em suas extremidades e que fazem as ligações com os ossos.
- **Bolsas ou bursas:** estruturas, em geral pequenas, localizadas em pontos onde, durante os movimentos, pode ocorrer o atrito de uma proeminência óssea com tendões ou músculos.
- Nervos e vasos sanguíneos,

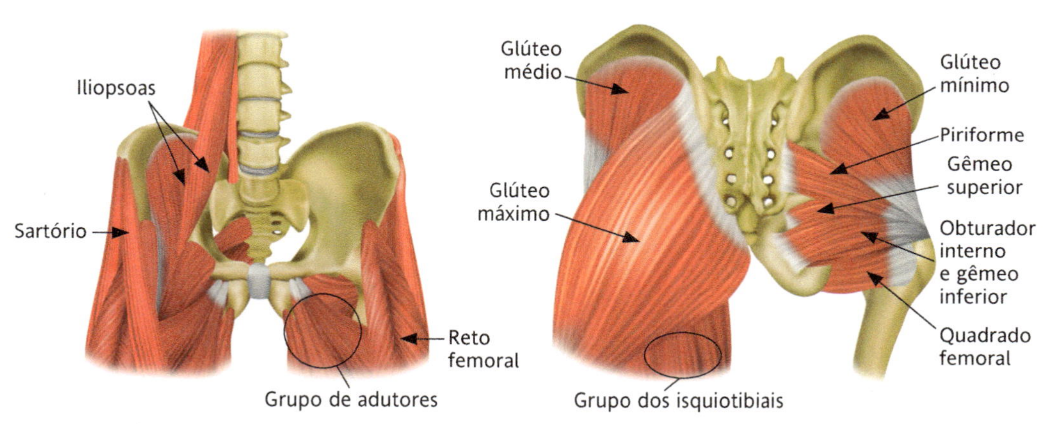

Figura 1.2 | **Músculos ao redor do quadril. À esquerda, região da frente (anterior) do quadril. À direita, região de trás (posterior) do quadril.**

Fonte: Desenvolvida pela autoria.

1.2 Como funciona o quadril?

Na articulação do quadril acontecem movimentos sobre três diferentes eixos, determinando os movimentos de:

- Dobrar e esticar (flexão e extensão).
- Abrir e fechar (abdução-adução).
- Rotações (rotação lateral e rotação medial).

Os movimentos ocorrem pelas ações musculares. Para facilitar o entendimento desse assunto, dividimos os grupos musculares em regiões e funções.

Você sabia...

Quantos músculos atuam no quadril?

São 21 músculos, sendo que alguns agem diretamente e outros agem indiretamente na articulação.

a) **Região anterior – movimentos de flexão**

Os músculos desta região, responsáveis por dobrar (fletir) o quadril, são:

- Iliopsoas e reto femoral (um dos componentes do músculo quadríceps), que são os principais.
- Pectíneo, tensor da fáscia lata e sartório, que são músculos secundários.

Exemplos de movimento no dia a dia: andar para a frente, entrar no carro.

b) **Região posterior – movimentos de extensão**

Os músculos desta região são responsáveis por esticar (estender) o quadril. São eles:

- Glúteo máximo, o principal.
- Isquiotibiais (bíceps femoral, semitendíneo, semimebranoso e grácil), que são músculos secundários.

Exemplos de movimento no dia a dia: levantar-se da cadeira, subir escadas.

c) **Região externa (lateral) – movimentos de abdução**

Os músculos desta região são responsáveis por abrir (abduzir) o quadril. São eles:

- Glúteo médio, o principal.
- Glúteo mínimo e tensor da fáscia lata, músculos secundários.

Exemplos de movimento no dia a dia: andar para o lado, manter equilíbrio da pelve quando ficamos apoiados em apenas uma perna.

a) **Região interna (medial) – movimentos de adução**

Os músculos desta região são responsáveis por fechar (aduzir) o quadril. São eles:

- Adutor magno e adutor longo são os principais.
- Adutor curto, grácil e pectíneo são músculos secundários.

Exemplo de movimento no dia a dia: cruzar as pernas.

b) **Rotações**

Vários são os músculos responsáveis por estes movimentos do quadril, não sendo específicos de uma única região.

- Rotação medial ou interna (rodar os pés para dentro). Os responsáveis são: glúteo mínimo, glúteo médio, pectíneo, tensor da fáscia lata, adutor curto, adutor longo e parte do adutor magno.
- Rotação lateral ou externa (rodar os pés para fora). Os responsáveis são: piriforme, gêmeo superior, obturador interno, gêmeo inferior, quadrado femoral (músculos da região glútea profunda), obturador externo e parte do glúteo máximo.

Exemplos de movimento no dia a dia: mudança de direção ao andar, danças, esportes.

1.3 Outras estruturas que interagem com o quadril

Por ser uma articulação localizada entre o tronco e os membros inferiores, passam pelo quadril vários nervos e vasos, que têm sua origem na coluna vertebral e no tronco (Figura 1.3).

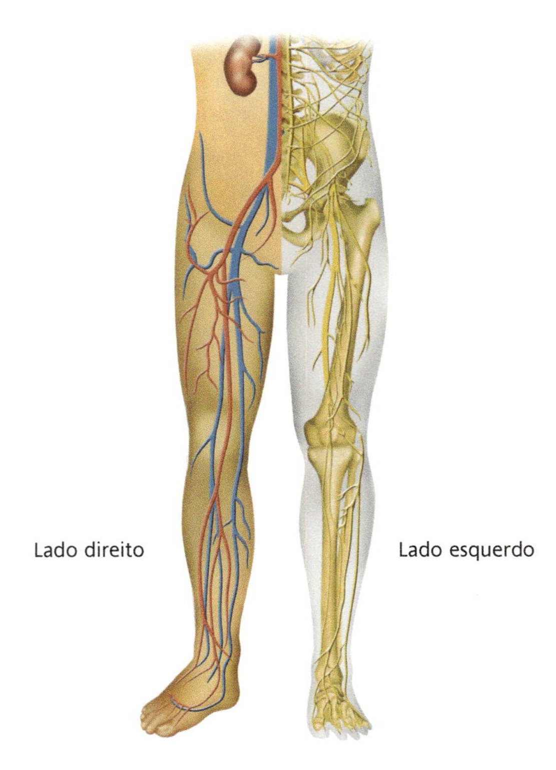

Figura 1.3 | **À esquerda, representação dos nervos. À direita, representação dos vasos sanguíneos, artérias em vermelho e veias em azul.**

Fonte: Desenvolvida pela autoria.

Enquanto na região anterior do quadril passam os nervos femoral e cutâneo lateral da coxa e os vasos femorais, na região posterior passam principalmente os nervos isquiático (ciático) e glúteos.

O nervo isquiático (ciático), por ser muito longo, tem maior chance de sofrer alguma compressão ou lesão em diferentes pontos, desde sua origem na coluna (Capítulo 8) até o pé. Na altura do quadril, por exemplo, pode ocorrer compressão pelo músculo piriforme (Capítulo 10).

Quanto aos vasos sanguíneos que passam pelo quadril, a maioria acompanha o trajeto dos nervos e seus ramos. A artéria femoral é uma das mais importantes, pois, além de irrigar vários grupos musculares, também dá origem à principal artéria que irriga e nutre a cabeça do fêmur, chamada de artéria circunflexa femoral medial.

Você sabia...

que o nervo ciático é o nervo mais longo e mais espesso do corpo humano?

Sim, ele é formado no final da coluna vertebral e se continua ao longo do quadril, coxa, joelho, perna e pé!

1.4 Anatomia aplicada nas doenças do quadril

As doenças que afetam o quadril, além de causarem dor, geralmente alteram sua mobilidade, como a artrose (Capítulo 3), o impacto femoroacetabular (Capítulo 2), as fraturas dos ossos do quadril (frequentes na osteoporose – Capítulos 13 e 14), a osteonecrose da cabeça femoral (capítulo 4), as distensões dos músculos da coxa (Capítulo 12), as tendinites dos glúteos, do músculo iliopsoas (Capítulo 9), a síndrome do piriforme (Capítulo 10), as bursites (Capítulo 11) etc. Existem também doenças em outras partes do corpo que refletem no quadril, mas não se originam nessa região, como as doenças da articulação sacroilíaca (Capítulo 5), as fraturas da bacia, as lombalgias (Capítulo 8), as doenças do assoalho pélvico (Capítulo 7), a pubalgia (Capítulo 6) etc.

Após entender a anatomia do quadril e os elementos anatômicos a ele relacionados, será mais fácil compreender as doenças que afetam essa articulação e que serão abordadas nos próximos capítulos do livro. Para isso, convidamos você, leitor, a se aventurar neste universo!

Bibliografia consultada

Callahan JJ, Rosenberg AG, Rubash HE. The adult hip: hip arthroplasty surgery. 3.ed. Philadelphia: Lippincott Williams & Wilkins; 2015.

Marcelino Gomes, LS. O quadril. 1.ed. São Paulo: Atheneu; 2010.

Moore KL, Dalley AF, Agur AMR. Moore anatomia orientada para a clínica. 7.ed. Guanabara Koogan; 2014.

Thompsom J. Netter's concise orthopaedic anatomy. 2.ed. Philadelphia: Elsevier; 2015.

Wasielewski RC, Cooperstein LA, Kruger MP, Rubash HE. Acetabular anatomy and the transacetabular fixation of screws in total hip arthroplasty. J Bone Joint Surg Am. 1990;72 (4):501-8.

IMPACTO FEMOROACETABULAR

Henrique Berwanger Cabrita
Maria-Roxana Viamont-Guerra

Antes de iniciar a leitura, convidamos você, leitor, a tentar responder algumas perguntas sobre este assunto. Para isso, escaneie este QR-code com seu celular

Introdução

Esta doença de conhecimento relativamente recente na ortopedia, apesar de ser cada vez mais estudada mundialmente nos últimos dez anos, ainda é pouco diagnosticada. Seu entendimento levou a uma revolução na cirurgia do quadril, como veremos mais adiante, favorecendo bons resultados.

2.1 O que é impacto femoroacetabular?

Para entender mais facilmente o que é impacto femoroacetabular (IFA), devemos relembrar a anatomia do quadril. O quadril se assemelha a uma estrutura bola-soquete, em que a bola corresponde à cabeça do fêmur e o soquete, ao acetábulo (Figura 2.1). O encaixe dessas duas partes é perfeito, o que permite que a superfície de uma deslize sobre a outra harmoniosamente em todo o seu contorno.

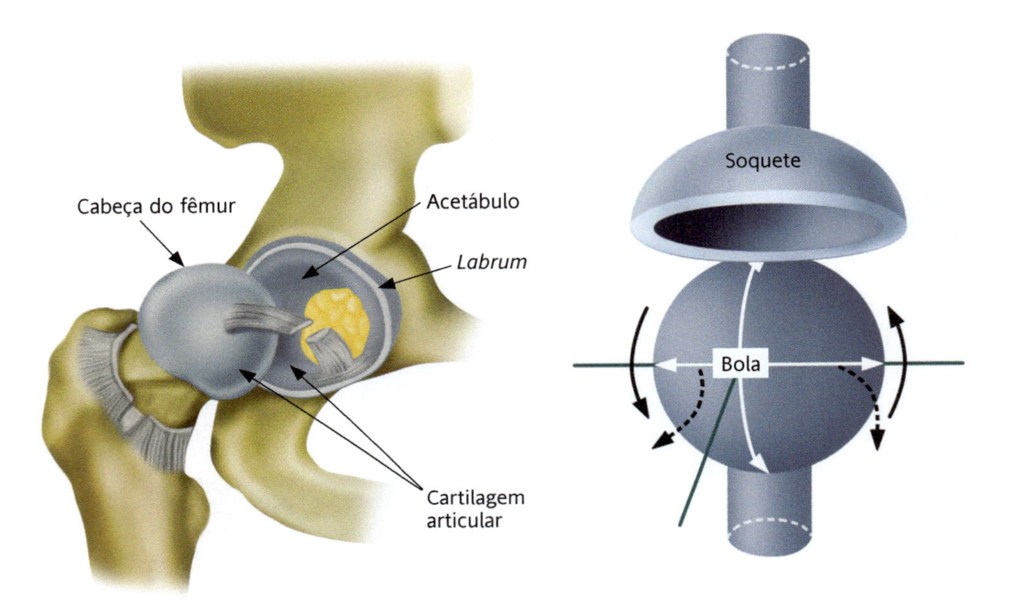

Figura 2.1 | **Observe que a articulação do quadril tem um modelo bola-soquete, o que permite grandes amplitudes de movimento, em diferentes eixos.**

Fonte: Desenvolvida pela autoria.

Quando existe alteração anatômica ou deformidade, seja no contorno da bola (cabeça femoral) ou do soquete (acetábulo), essa harmonia é afetada e pode levar a colisões dessas estruturas durante os movimentos do quadril (Figura 2.2). A colisão de uma deformidade da cabeça femoral contra o acetábulo, ou uma deformidade do acetábulo contra a cabeça femoral, causa o impacto entre o fêmur e o acetábulo. Sendo assim, denominamos essa doença do quadril de "impacto femoroacetabular", que pode ser muito dolorosa e limitante.

Você sabia...

O nome "impacto" é uma tradução do inglês "*impingement*", que seria melhor descrito como "conflito" ou "colisão". O termo em português pode causar confusão se interpretado como atividades de "impacto" (corrida ou quedas), mas, no IFA, está relacionado à colisão entre as proeminências ósseas durante alguns movimentos do quadril.

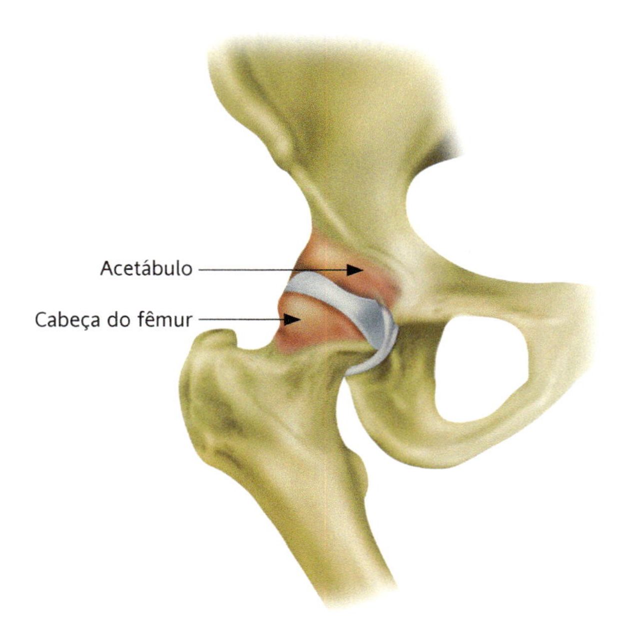

Figura 2.2 | As deformidades do acetábulo e/ou da cabeça femoral causam o impacto femoroacetabular durante o movimento do quadril.

Fonte: Desenvolvida pela autoria.

O impacto ocorre principalmente quando o quadril é dobrado (fletido) e rodado para dentro (rotação interna). A repetição desses movimentos várias vezes ao dia, inúmeras vezes ao ano, pode machucar os dois tipos de cartilagem do quadril. Vamos fazer uma breve pausa aqui para relembrá-los: a cartilagem que recobre a superfície de contato da cabeça femoral e do acetábulo é chamada de cartilagem articular; já a cartilagem que contorna quase toda a borda do acetábulo é denominada lábio (*labrum*) (Figura 2.1). A cartilagem articular contribui para o deslizamento sem atrito entre as superfícies da cabeça femoral e do acetábulo. O lábio é responsável pelo efeito de vedação da articulação, conhecido como "selo d'água", contribuindo para a estabilização do quadril.

As lesões causadas pelo IFA, como ruptura ou esmagamento do lábio, podem ser muito dolorosas devido a inervação e processo inflamatório locais. Somado a isso, a cartilagem articular do acetábulo pode começar a se desprender da superfície óssea, o que provocaria o início do desgaste (degeneração) da cartilagem articular, conhecida também como artrose.

Você sabia...

O IFA, que passou um bom tempo sem receber a atenção devida, começou a ser estudado no final da década de 1990 pelo renomado cirurgião suíço Dr. Reinhold Ganz.

2.2 Quais os tipos de impacto femoroacetabular?

Três tipos de IFA são descritos: came, torquês (*pincer*) e misto.

Came

O IFA tipo came é descrito como a colisão de uma **proeminência óssea na cabeça do fêmur** contra a borda normal do acetábulo durante o movimento de dobrar (fletir) o quadril (Figura 2.3). Existe uma perda da esfericidade da cabeça femoral.

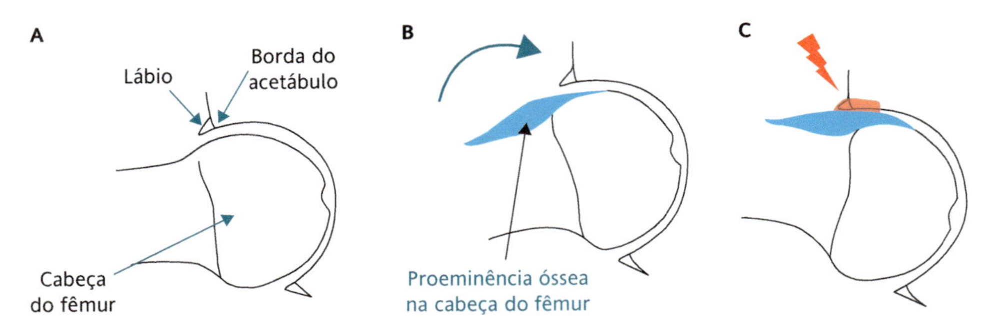

Figura 2.3 | (A) Quadril normal. (B) Quadril com IFA tipo came: deformidade da cabeça femoral (proeminência óssea destacada em azul) que colide com a borda do acetábulo. (C) Lesão do lábio e da cartilagem articular (destacados em vermelho).

Fonte: Desenvolvida pela autoria.

Torquês ("*pincer*")

O IFA tipo torquês (*pincer*) é descrito como a colisão da **borda acetabular mais proeminente** contra a cabeça femoral normal durante o movimento de dobrar (fletir) o quadril (Figura 2.4). Existe excesso de cobertura óssea acetabular.

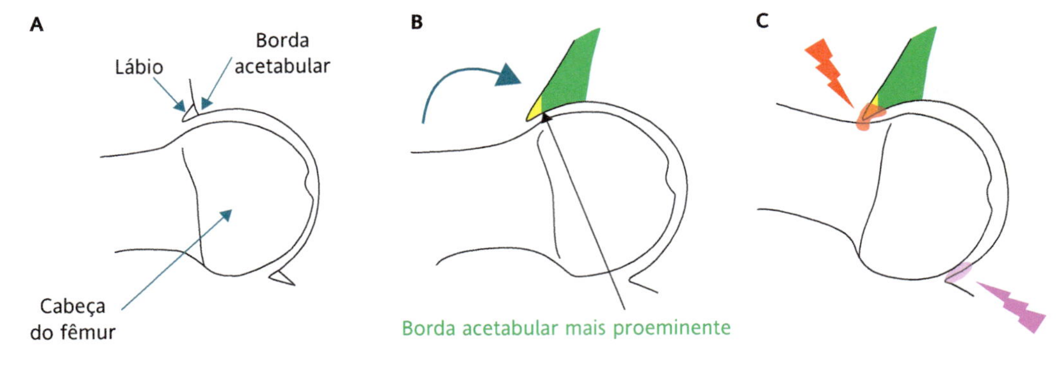

Figura 2.4 | (A) Quadril normal. (B) Quadril com IFA tipo torquês: prolongamento da borda (destacada em verde, e em amarelo o lábio) que se choca contra a cabeça femoral. (C) Colisão que causa lesão do lábio e da cartilagem articular (destacados em vermelho). Lesão na parte de trás da cartilagem do acetábulo devido ao mecanismo de contragolpe (destacado em roxo).

Fonte: Desenvolvida pela autoria.

Misto

Os impactos tipo came ou torquês (*pincer*) raramente ocorrem isolados. A maioria dos pacientes com IFA tem deformidades na cabeça do fêmur e no acetábulo, caracterizando o IFA tipo misto (Figura 2.5).

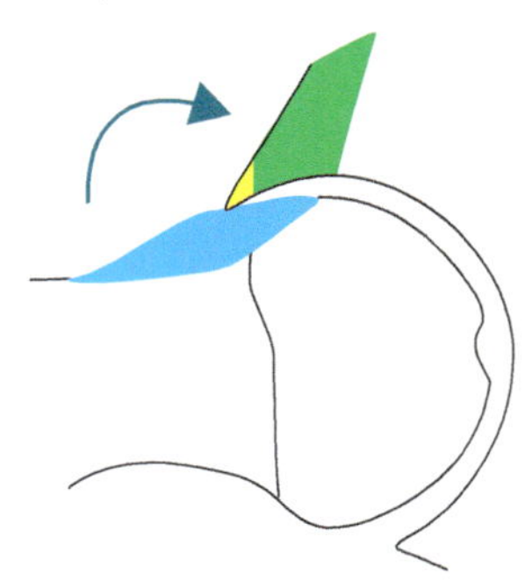

Figura 2.5 | Quadril com IFA tipo misto: excesso de osso na cabeça femoral (proeminência óssea destacada em azul) e na borda acetabular (destacada em verde). A colisão também causa lesão no lábio (em amarelo).

Fonte: Desenvolvida pela autoria.

2.3 Quem acomete?

O IFA geralmente acomete jovens adultos entre 20 e 50 anos de idade. Os indivíduos praticantes de esportes que colocam o quadril em movimentos repetidos e intensos de flexão e rotação interna parecem ter mais risco de apresentar esta doença (Figura 2.6), como tênis, squash, rúgbi, hóquei, futebol, surfe, remo, ciclismo de estrada, etc.

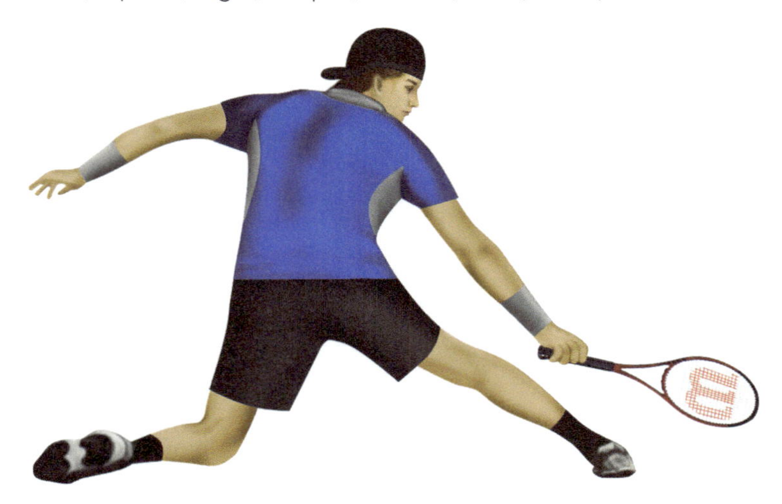

Figura 2.6 | Exemplo de esporte em que o quadril fica repetidamente em posição que pode provocar IFA no quadril.

Fonte: Desenvolvida pela autoria.

Em relação aos tipos de IFA, foi observado que a maioria dos pacientes com impacto tipo came é formada por homens, entre 20 e 40 anos de idade, e praticantes de atividades esportivas. Por sua vez, a maioria dos pacientes com impacto tipo torquês (*pincer*) é composta por mulheres de meia-idade, praticantes ou não de esportes.

2.4 Quais as causas?

A causa do IFA não é completamente bem definida, mas provavelmente representa uma combinação de fatores genéticos e de crescimento, além de possível influência de fatores externos, como tipo e intensidade de atividades físicas ou esportivas.

Vale lembrar que existem indivíduos que apresentam características ósseas de IFA, porém não têm queixa ou sintoma de dor ou de limitação do quadril, podendo permanecer ativos fisicamente durante toda a vida. A explicação para esse perfil de indivíduo ainda não é esclarecida cientificamente.

2.5 Como se manifesta?

Clinicamente

A principal queixa é dor na região da virilha (inguinal profunda), que pode irradiar para o lado e para a parte de trás da coxa ou até mesmo para o joelho. Geralmente a dor apresenta padrão de evolução clínica que pode durar semanas ou vários meses, especialmente nos casos em que há uma longa demora no diagnóstico (Figura 2.7). Devido à alteração mecânica do quadril causado pelo IFA, alguns pacientes podem também evoluir e apresentar queixa de dor na região da sínfise púbica (ver Capítulo 6) e/ou coluna lombar (ver Capítulo 8).

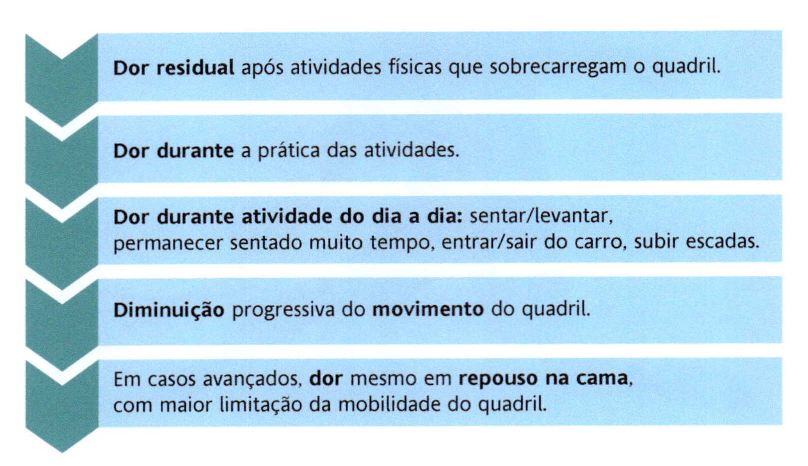

Figura 2.7 | Evolução frequente das queixas e sintomas dos pacientes com IFA.

Fonte: Desenvolvida pela autoria.

Radiologicamente

A investigação diagnóstica precisa de avaliação complementar com exames de imagem. Iniciamos pelas radiografias, que, quando bem-feitas, permitem avaliar de maneira eficiente a forma óssea da bacia, do acetábulo e do fêmur (Figuras 2.8 e 2.9).

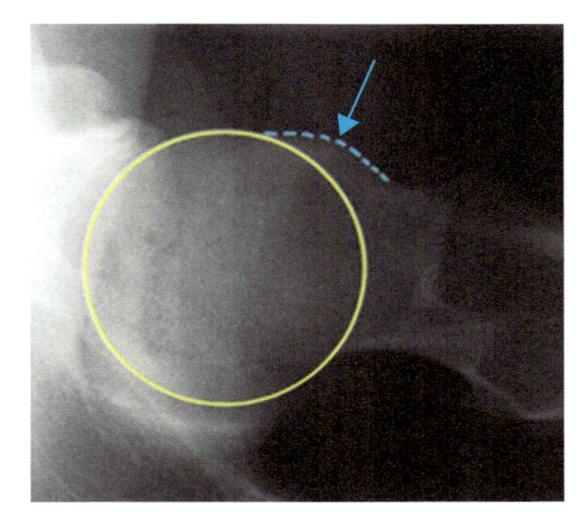

Figura 2.8 | **Radiografia do perfil do quadril mostrando alteração IFA tipo came. Observe a perda da esfericidade da cabeça femoral (circulada em amarelo) devido a uma proeminência óssea (sinalizada pela seta azul).**

Fonte: Acervo da autoria.

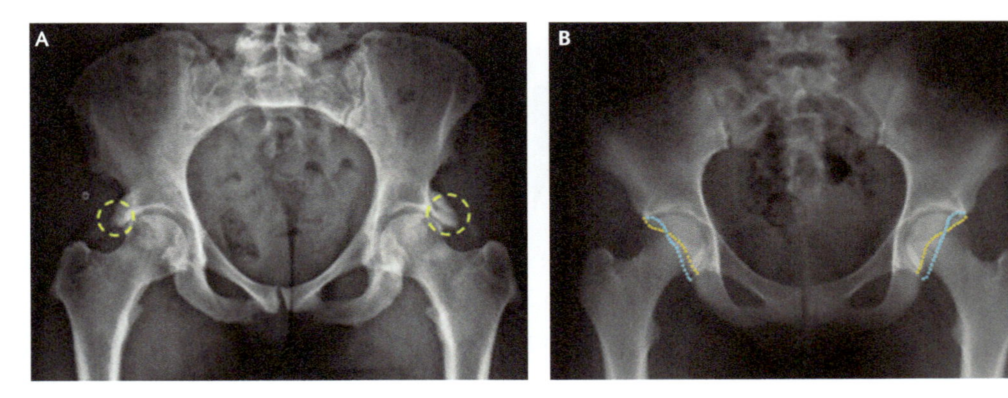

Figura 2.9 | **Radiografias de bacia (frente) mostrando dois exemplos de IFA tipo torquês (*pincer*). (A) Aumento da borda acetabular (demarcada pelos círculos amarelos). (B) Sinal do cruzamento: a linha azul (borda posterior) deveria estar por fora da linha amarela (borda anterior).**

Fonte: Acervo da autoria.

Para avaliar se existem lesões nos músculos, tendões, cartilagem e lábio, a ressonância magnética do quadril é muito útil (Figura 2.10). Eventualmente, tomografia com reconstrução tridimensional pode ser solicitada para uma avaliação mais precisa das deformidades ósseas.

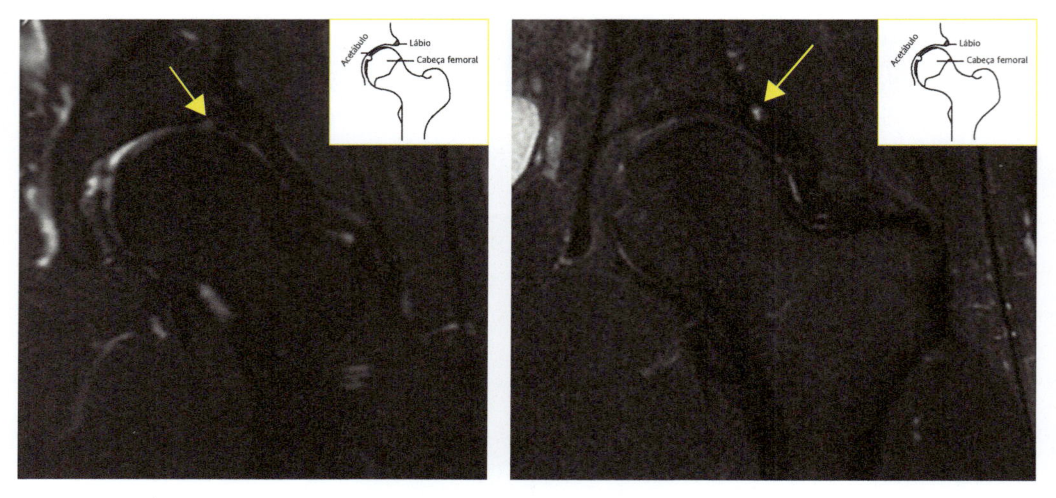

Figura 2.10 | Ressonância magnética do quadril, mostrando dois casos de lesão do lábio. (A) Observa-se sinal de ruptura ou destacamento do lábio (seta). (B) Visualiza-se um cisto no lábio (seta), sugestivo de degeneração.

Fonte: Acervo da autoria.

2.6 Quais as consequências?

Como vimos até o momento, as repetidas colisões entre as deformidades ósseas do IFA podem levar à lesão do lábio e ao progressivo desprendimento da cartilagem articular do acetábulo (Figura 2.11).

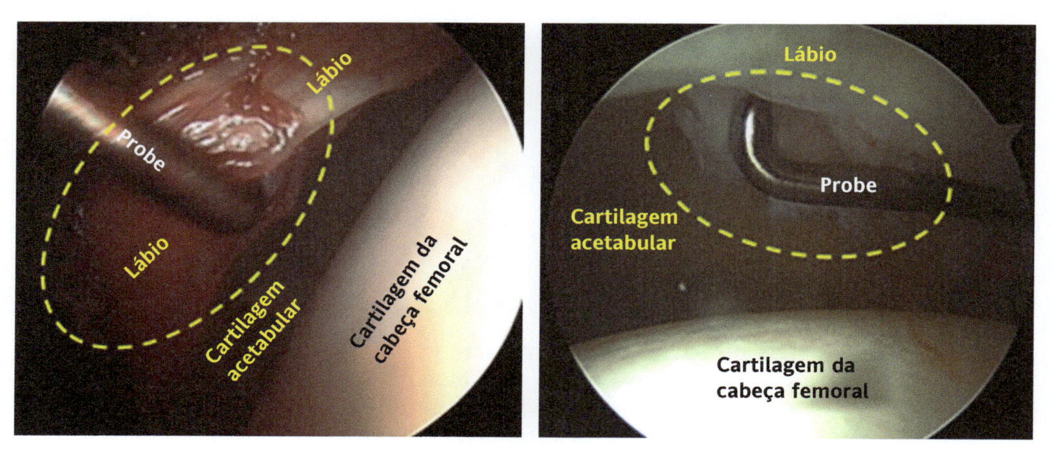

Figura 2.11 | Imagens de cirurgia artroscópica de dois casos diferentes. Geralmente as lesões ocorrem na transição entre lábio e cartilagem acetabular. À esquerda, observe a região do lábio demarcada com linha pontilhada amarela, que apresenta aspecto inflamatório e está separado da sua união com a cartilagem acetabular (*probe* puxa o lábio para mostrar a ruptura). À direita, a linha pontilhada amarela mostra pedaço de cartilagem acetabular desprendido, *com o probe* empurrando-o para avaliação.

Fonte: Acervo da autoria.

O desprendimento da cartilagem assemelha-se a um "carpete solto" (Figura 2.12) e é irreversível, ou seja, uma vez que a cartilagem está danificada, inicia-se a instalação de processo degenerativo da articulação (artrose). Por isso, o tratamento precoce do IFA é muito importante.

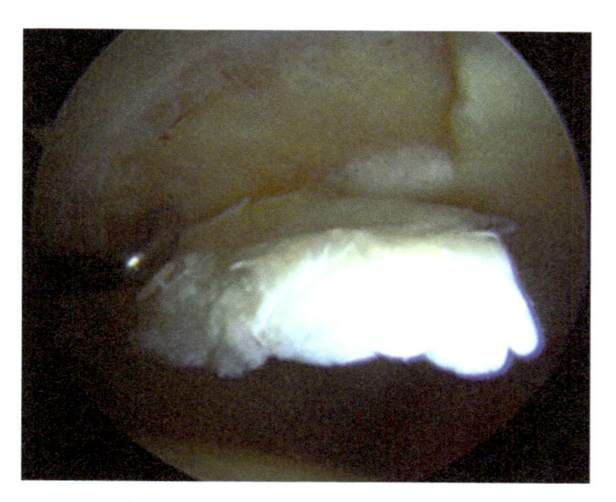

Figura 2.12 | Desprendimento da cartilagem articular do osso acetabular, assemelhando-se a um "carpete solto".

Fonte: Acervo da autoria.

Você sabia...

Praticamente não existe desgaste (artrose) do quadril sem que haja uma origem identificável que causou essa doença. Em mais de 90% das vezes, deformidades como o IFA ou displasia ou uma doença reumática, vascular ou traumatismos antigos causam a artrose.

2.7 Tratamentos possíveis

Sempre iniciamos pelo tratamento clínico (não cirúrgico), que consiste em:

- medicações anti-inflamatórias e analgésicas,
- fisioterapia para alívio da dor e fortalecimento muscular,
- orientação da postura e das atividades esportivas.

Porém, esta doença é geralmente progressiva, e, com a manutenção dos sintomas, é recomendado o tratamento cirúrgico.

A cirurgia tem por objetivo não só reparar as lesões do lábio como também remover as deformidades ósseas causadoras do IFA. Isso pode ser feito por duas técnicas: cirurgia aberta ou artroscopia. Em ambas, o paciente tem alta para casa no mesmo dia da cirurgia ou no dia seguinte, com resultados satisfatórios.

Você sabia...

Nem todos os pacientes com IFA precisam ou podem ser tratados com cirurgia. A indicação depende da idade, intensidade da dor, tamanho da deformidade, grau de lesão e se há resposta a um tratamento clínico bem realizado.

A cirurgia aberta é feita através de um corte (incisão) na pele, em seguida os músculos são afastados, abre-se a cápsula articular e o fêmur é exposto para fora (luxado) a fim de visualizar as estruturas danificadas e corrigir os defeitos. As cirurgias pioneiras para tratamento de IFA foram realizadas desse modo. Devido aos bons resultados, há ortopedistas ainda acostumados a essa técnica.

A artroscopia (ou videoartroscopia) de quadril é a técnica mais utilizada no tratamento de IFA, pois é menos invasiva, apresenta menor risco de complicações e retorno mais rápido ao esporte. Através de 2 a 4 pequenas incisões na pele (portais), cânulas especiais são introduzidas na articulação (Figura 2.13).

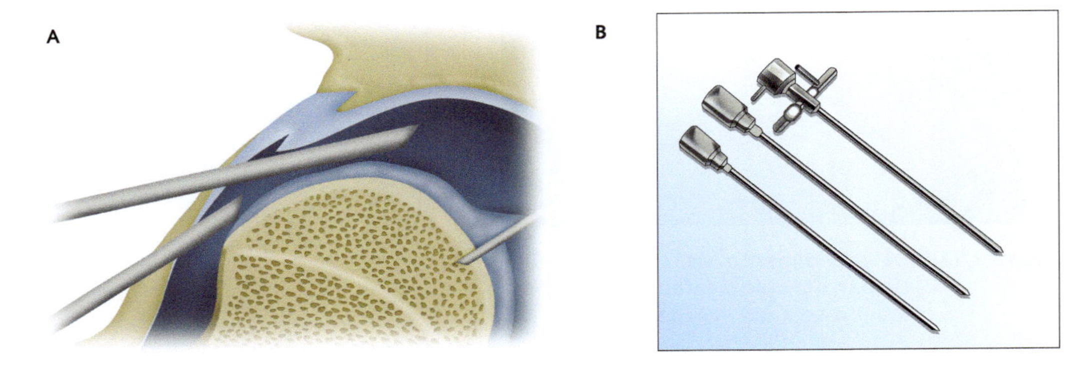

Figura 2.13 | Cânulas introduzidas no quadril que servirão como portais para introdução da ótica e outros instrumentos. (B) Guias para cânula e artroscópio.

Fonte: Acervo da autoria.

Por essas cânulas, pequenos e delicados instrumentos do tamanho de uma caneta são inseridos. Um deles envolve um sistema de fibra ótica que ilumina o interior da articulação, e que é conectado a uma tela de televisão. Desse modo, as estruturas anatômicas do interior do quadril são visualizadas de forma ampliada, permitindo a identificação, avaliação e tratamento das lesões (Figura 2.14).

Devemos lembrar que, pelo fato do quadril ser uma articulação profunda, para poder ter espaço de trabalho dentro dela e introduzir os instrumentos artroscópicos é necessário separar a cabeça femoral do acetábulo. Isso é feito com tração aplicada na perna do paciente, utilizando-se uma mesa ortopédica especial. Sendo assim, é muito importante que a artroscopia de quadril seja realizada preferencialmente por um especialista.

Após a cirurgia, a fisioterapia deve ser iniciada logo no hospital e mantida por alguns meses, pois é essencial para a reabilitação do paciente. Deve-se estimular a mobilização precoce do quadril, a fim de evitar a formação de aderências. O uso de muletas é aconselhado por 3 a 6 semanas. O tempo de recuperação total varia de 3 a 6 meses.

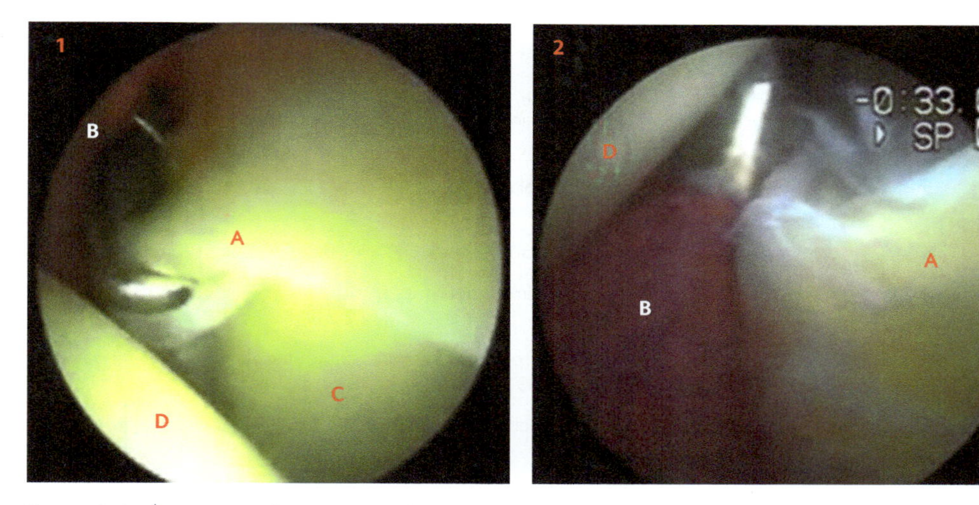

Figura 2.14 | **Imagens intraoperatórias de artroscopia de quadril. Observe algumas das estruturas que são visualizadas: (A) lábio; (B) cápsula articular; (C) cartilagem articular acetabular; (D) cartilagem articular da cabeça femoral.**

Fonte: Acervo da autoria.

Apesar de os resultados dessa cirurgia serem promissores, ainda não há mais de 20 anos de acompanhamento pós-operatório em larga escala desses casos. Portanto, não podemos afirmar que a cirurgia evita a evolução da artrose, mas é o tratamento de escolha para reparo e correção das lesões articulares que causam dor no quadril. O resultado está fortemente relacionado ao grau de lesão da cartilagem encontrado na cirurgia e a uma boa fisioterapia.

PONTOS-CHAVE

- O impacto femoroacetabular (IFA) é o resultado da colisão de pequenas deformidades da cabeça femoral e/ou do acetábulo.
- É frequente em jovens.
- Três tipos de IFA são descritos: came, *pincer* e misto.
- O aprimoramento no diagnóstico e tratamento do IFA possibilitou alcançar maior sucesso nos resultados.
- A artroscopia de quadril é técnica minimamente invasiva e que apresenta resultados promissores nas mãos de especialistas em quadril.
- A fisioterapia no pós-operatório é essencial na reabilitação dos pacientes operados para tratamento de IFA

Bibliografia consultada

Beck M, Kalhor M, Leunig M, Ganz R. Hip morphology influences the pattern of damage to the acetabular cartilage: femoroacetabular impingement as a cause of early osteoarthritis of the hip. J Bone Joint Surg Br. 2005;87:1012-8.

Beck M, Leunig M, Parvizi J, et al. Anterior femoroacetabular impingement: part II. Midterm results of surgical treatment. Clin Orthop. 2004;418:67-73.

Bedi A, Kelly BT. Femoroacetabular impingement. J Bone Joint Surg Am. 2013 Jan 2;95(1):82-92.

Fayad TE, Khan MA, Haddad FS. Femoroacetabular impingement: an arthroscopic solution. Bone Joint J. 2013 Nov;95-B(11 Suppl A):26-30.

Ganz R, Parvizi J, Beck M, Leunig M, Nötzli H, Siebenrock KA. Femoroacetabular impingement: a cause for osteoarthritis of the hip. Clin Orthop Relat Res. 2003 Dec;(417):112-20.

Grantham WJ, Philippon MJ. Etiology and pathomechanics of femoroacetabular impingement. Curr Rev Musculoskelet Med. 2019 Jul 5:253-9.

Griffin DR, Dickenson EJ, Wall PDH, Achana F, Donovan JL, Griffin J, et al.; FASHIoN Study Group. Hip arthroscopy versus best conservative care for the treatment of femoroacetabular impingement syndrome (UK FASHIoN): a multicentre randomised controlled trial. Lancet. 2018 Jun 2;391(10136):2225-35.

Griffin JW, Weber AE, Kuhns B, Lewis P, Nho SJ. Imaging in hip arthroscopy for femoroacetabular impingement: a comprehensive approach. Clin Sports Med. 2016 Jul;35(3):331-44.

Khan M, Habib A, de Sa D, Larson CM, Kelly BT, Bhandari M, Ayeni OR, Bedi A. Arthroscopy up to date: hip femoroacetabular impingement. Arthroscopy. 2016 Jan;32(1):177-89.

Leunig M, Beaulé PE, Ganz R. The concept of femoroacetabular impingement: current status and future perspectives. Clin Orthop Relat Res. 2009;467:616-22.

Nepple JJ, Vigdorchik JM, Clohisy JC. What is the association between sports participation and the development of proximal femoral cam deformity? A systematic review and meta-analysis. Am J Sports Med. 2015;43:2833-40.

Peters CL, Erickson JA. Treatment of femoro-acetabular impingement with surgical dislocation and debridement in young adults. J Bone Joint Surg Am. 2006;88:1735-41.

Philippon MJ, Stubbs AJ, Schenker ML, et al. Arthroscopic management of femoroacetabular impingement: osteoplasty technique and literature review. Am J Sports Med. 2007;35:1571-80.

van Klij P, Heerey J, Waarsing JH, Agricola R. The prevalence of cam and pincer morphology and its association with development of hip osteoarthritis. J Orthop Sports Phys Ther. 2018 Apr;48(4):230-8.

ARTROSE DO QUADRIL

Edmilson Takehiro Takata
Rodrigo Guimarães
Aline Alves Rodrigues

Antes de iniciar a leitura, convidamos você, leitor, a tentar responder algumas perguntas sobre este assunto. Para isso, escaneie este QR-code com seu celular

Introdução

A artrose do quadril, assim como as demais artroses, é a doença que representa o desgaste da articulação. A principal estrutura acometida é a cartilagem que reveste os ossos que estão em contato. Sem essa cartilagem, acontece o que os pacientes e leigos chamam, muito sabiamente, de "osso contra osso". Como podemos imaginar, a artrose no quadril é altamente incapacitante para as funções básicas diárias. Acomete milhões de pessoas ao redor do mundo, frequentemente pessoas de meia-idade ou idosos, caracterizando-se por dor, deformação (deformidade) e limitação da mobilidade (rigidez).

3.1 O que é artrose do quadril?

É o desgaste da articulação, isto é, um processo degenerativo articular (Figura 3.1), normalmente de caráter progressivo, que acontece secundariamente a outra doença (patologia).

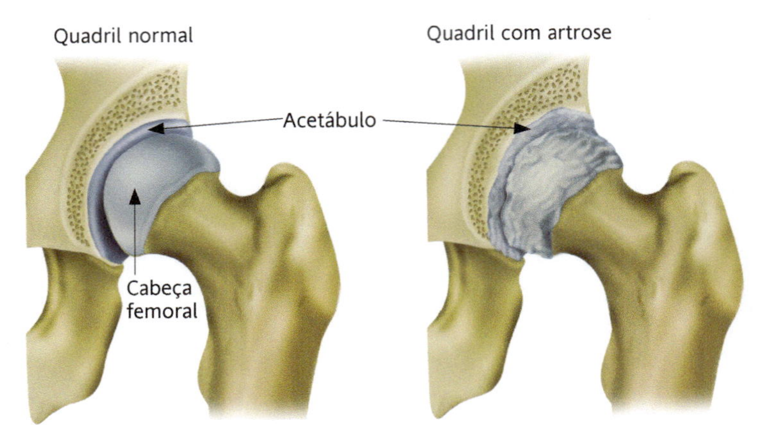

Figura 3.1 | **À esquerda, aspecto e formato normal da articulação; à direita, quadril deformado com lesão da cartilagem.**

Fonte: Desenvolvida pela autoria.

O desgaste da cartilagem que reveste os ossos articulados, expondo o osso logo abaixo, causa como principal sintoma a dor. Outras limitações são diminuição da mobilidade, incapacidade funcional, encurtamento da "perna" (membro inferior) e alguns pacientes podem mancar (claudicar). A artrose no quadril também é denominada "coxartrose" (Figura 3.2).

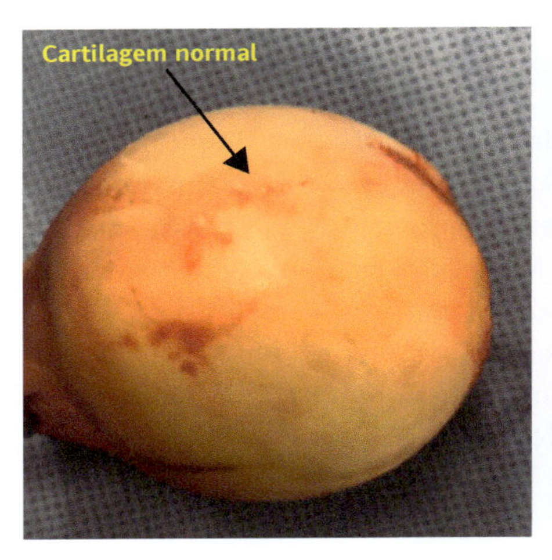

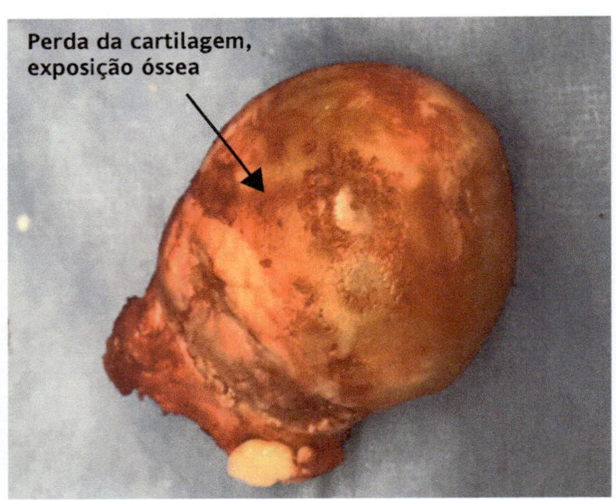

Figura 3.2 | **Quadril normal (imagem da esquerda) e quadril com artrose, apresentando perda da cartilagem articular (imagem da direita).**

Fonte: Acervo da autoria.

3.2 Quem acomete?

A artrose do quadril, por ser um quadro degenerativo, tende a acometer pacientes com idade mais avançada. Porém, pode afetar pessoas em qualquer fase da vida adulta, dependendo da sua causa.

Os quadros mecânicos costumam se manifestar mais nos homens por sequelas de trauma ou como consequência de doenças da infância, enquanto os quadros inflamatórios, como as artrites, incidem mais nas mulheres. Entretanto, as apresentações podem variar de acordo com uma enorme série de fatores, sendo essencial uma boa avaliação especializada.

Você sabia...

Artrose não é o mesmo que osteoporose?

Artrose é o desgaste da articulação. Já osteoporose é a diminuição da densidade óssea, ou seja, o osso é mais frágil (ver Capítulo 13). Uma não causa a outra, mas ambas podem estar presentes no mesmo paciente.

3.3 Quais as causas?

A chave para entender as causas de artrose no quadril é saber que a cartilagem articular, que reveste a superfície dos ossos que formam essa articulação, permite a mobilização entre eles com baixíssimo atrito e em harmonia.

Qualquer fator que leve à alteração ou perda desse revestimento cartilaginoso costuma causar a artrose. As artroses podem ser causadas por, basicamente, dois tipos de alterações: metabólicas e/ou mecânicas.

Causas metabólicas

As doenças metabólicas são causadas por alterações das funções químicas e biológicas habituais do nosso organismo. Em situações específicas, ao invés do organismo produzir substâncias protetoras, ele gera outros produtos que circulam e atacam diferentes tecidos e estruturas do corpo, como as articulações.

Os melhores exemplos do desgaste das articulações (artrose) causado por doenças metabólicas são as artrites. As doenças reumatológicas, identificadas na população como "reumatismo", podem acometer múltiplas articulações, incluindo o quadril.

As artrites são processos inflamatórios que atacam e destroem as articulações, levando ao desgaste conforme foi descrito anteriormente. Entre as mais conhecidas temos a artrite reumatoide, que acomete com maior frequência as mulheres, e a espondilite anquilosante, que tem preferência pelo sexo masculino. As artrites se caracterizam por atacar mais de uma articulação e podem ser familiares, ou seja, já terem manifestação em mais de um membro da família.

Causas mecânicas

Uma vez que as articulações funcionam como engrenagens perfeitas, quando há uma alteração do formato de um ou dos dois ossos do quadril (cabeça do fêmur e/ou acetábulo), quebra-se essa harmonia e, com o passar do tempo e uso, leva-se ao desgaste da articulação.

Essas alterações estruturais ósseas podem estar relacionadas a sequelas de traumatismos articulares, por exemplo, fraturas e/ou luxações, sequelas de infecção articular e doenças da infância durante a formação do esqueleto, como displasia do quadril, doença de Perthes, impacto femoroacetabular (ver Capítulo 2) etc.

Você sabia...

A artrose do quadril pode acontecer por sequela de doenças da infância.

Se você hoje em dia tem dor na virilha (inguinal) e lembra que em alguma fase da infância teve dor no quadril, ou procurou um médico para tratar uma doença nessa articulação, recomendamos uma consulta com especialista no quadril.

3.4 Como se manifesta e quais as consequências?

As manifestações clínicas na maioria das vezes são diretamente proporcionais ao grau da artrose, e levam em consideração a quantidade de desgaste e perda da cartilagem. Em outras palavras, quanto maior a lesão, mais importante é a dor, limitação dos movimentos e incapacidade para realizar atividades do dia a dia.

Sinais e sintomas

O principal sintoma do desgaste do quadril (coxartrose) é a dor. Na grande maioria das vezes, localiza-se na região da virilha (região inguinal), podendo irradiar-se até o joelho, e algumas vezes pode ser referida apenas no joelho. A dor associada à perda de movimento acarreta a diminuição da função articular e limitações para os hábitos diários.

Nas lesões com maior gravidade podemos ver encurtamento do membro inferior (discrepância do comprimento dos membros inferiores), diminuição importante da mobilidade (rigidez articular) e claudicação (mancar). Alguns pacientes apresentam dificuldades, inclusive, nas atividades básicas como sentar no vaso sanitário, entrar e sair do carro, subir e descer escadas, além de dor ao mudar de lado à noite enquanto dormem. Até mesmo calçar meias e sapatos são tarefas difíceis de realizar.

Você sabia...

Que a dor da artrose do quadril pode se apresentar como sintoma único no joelho?

Normalmente a dor da artrose do quadril é na virilha (inguinal), mas, como os nervos que dão sensibilidade ao joelho passam, na sua trajetória, pelo quadril, algumas vezes eles são estimulados pela artrose do quadril e o paciente refere dor no joelho.

Como fazer o diagnóstico?

O diagnóstico de artrose já instalada depende mais de uma avaliação ortopédica cuidadosa do que de qualquer outro fator. Os achados clínicos associados ao exame físico cuidadoso já levam a pensar no diagnóstico. Diante da suspeita, o médico ortopedista solicita radiografias simples da pelve (bacia) e do quadril, e com esse exame básico consegue identificar e diagnosticar a maioria dos casos.

Os sinais nas radiografias mais frequentes são diminuição do espaço articular, formação de cistos, deformidade da articulação e presença de "bicos de papagaio" (osteófitos). Nos casos de coxartrose de apenas um lado (unilateral), o ortopedista com a radiografia de bacia compara o lado doente com o lado normal (Figura 3.3). Quando há alguma dúvida ou necessidade de maior esclarecimento, outros exames, como a tomografia computadorizada e a ressonância magnética, podem ser solicitados.

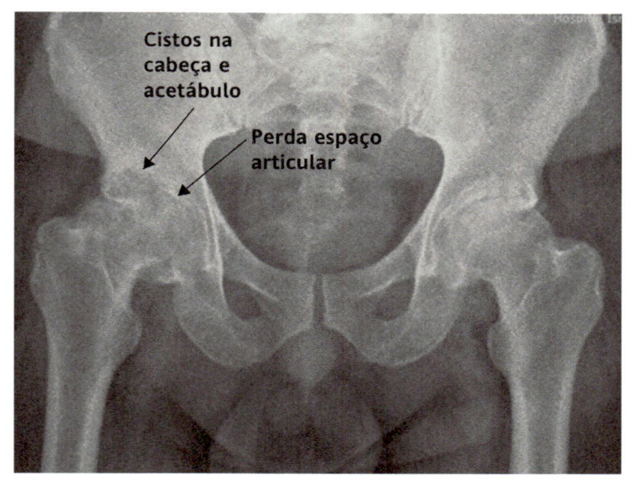

Figura 3.3 | Artrose do quadril bilateral.

Fonte: Acervo da autoria.

3.5 Tratamentos possíveis

Doutor, como prevenir a artrose do quadril?

Já mostramos anteriormente que as principais causas do desgaste articular são mecânicas ou metabólicas. Então, o principal fator na prevenção da evolução da doença é o diagnóstico precoce da causa que pode levar à artrose.

O diagnóstico precoce de algumas doenças inflamatórias (artrites) permite o seu controle, diminuindo ou retardando o aparecimento da degeneração no quadril. Logo, assim que aparecer dor ou algum grau de limitação da atividade articular do quadril, uma consulta médica deve ser procurada.

Nos casos de origem mecânica, em que houver uma alteração do formato da articulação, cirurgias realizadas precocemente podem corrigir esse formato, evitando a evolução para a artrose.

Como tratar a artrose do quadril já instalada?

Todo o tratamento depende do grau de acometimento da articulação. Nas situações mais leves, quando a dor é eventual e acontece com atividades específicas, tentamos um tratamento conservador. Nesse momento a fisioterapia e a reabilitação são muito importantes, pois diminuem a dor e o processo inflamatório, melhoram a capacidade muscular e o equilíbrio articular, estimulam atividades controladas que aumentam a liberdade e conferem confiança ao paciente, assim como permitem reestruturar as rotinas para adaptá-lo à realidade do momento. Dependendo da evolução da doença, medicações e até o uso de alguns recursos acessórios, como bengalas, podem, eventualmente, também ser utilizados. A infiltração articular é um outro recurso que também pode ajudar a aliviar a dor em alguns casos.

Nos casos de artrose do quadril mais avançados, quando a dor e a limitação funcional não melhoram com o tratamento conservador acima descrito, o tratamento cirúrgico se estabelece como melhor alternativa. Nestes casos, recomenda-se a prótese total do quadril (artroplastia total do quadril), cirurgia que consiste na substituição da articulação natural que já não funciona por uma artificial nova.

A prótese total do quadril simula uma articulação normal. Parte do fêmur é substituída por uma cabeça protética acoplada a uma haste femoral metálica posicionada dentro do canal intramedular do fêmur. Parte do osso da bacia (acetábulo) é substituída por uma taça acetabular (cúpula acetabular), geralmente metálica, em cujo interior se acopla um componente complementar (*liner* acetabular), onde se encaixa a cabeça protética (Figuras 3.4 e 3.5).

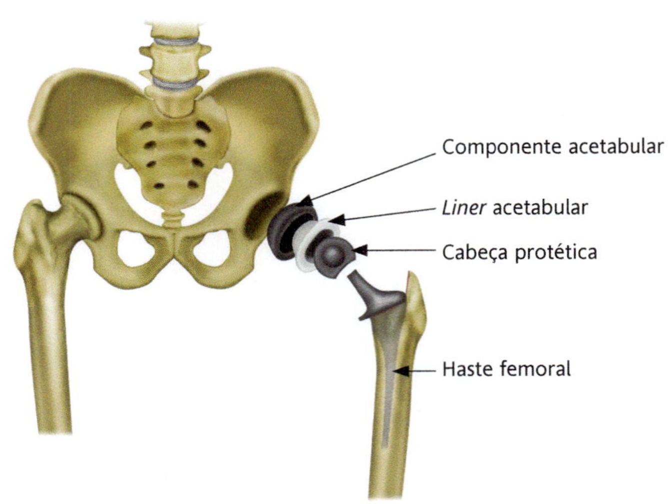

Figura 3.4 | Partes da prótese total de quadril.

Fonte: Desenvolvida pela autoria.

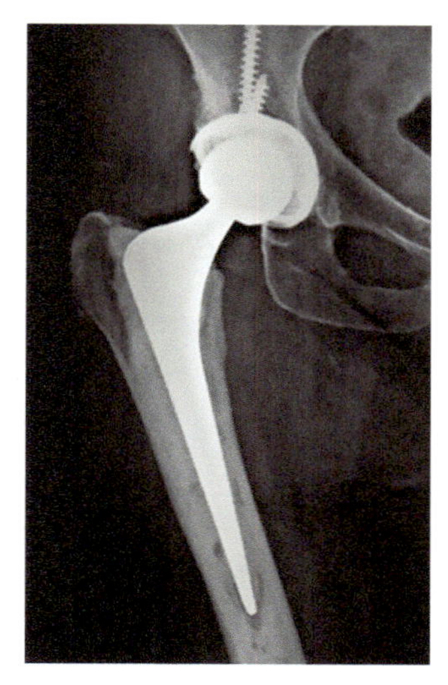

Figura 3.5 | **Radiografia da prótese total de quadril implantada.**

Fonte: Acervo da autoria.

A prótese de quadril é considerada cirurgia de grande porte, exigindo conhecimento técnico cirúrgico avançado, ou seja, um bom cirurgião de quadril. Além disso, é essencial a disponibilidade de estrutura hospitalar preparada, com sala cirúrgica adequada ao tamanho e tipo do procedimento (Figura 3.6), material de implante de qualidade e paciente orientado quanto ao procedimento e ao pós-operatório. Sem dúvida o preparo adequado, com atualização constante das equipes de assistência, enfermagem e fisioterapia, é fundamental para a recuperação dos pacientes submetidos a esse tipo de procedimento.

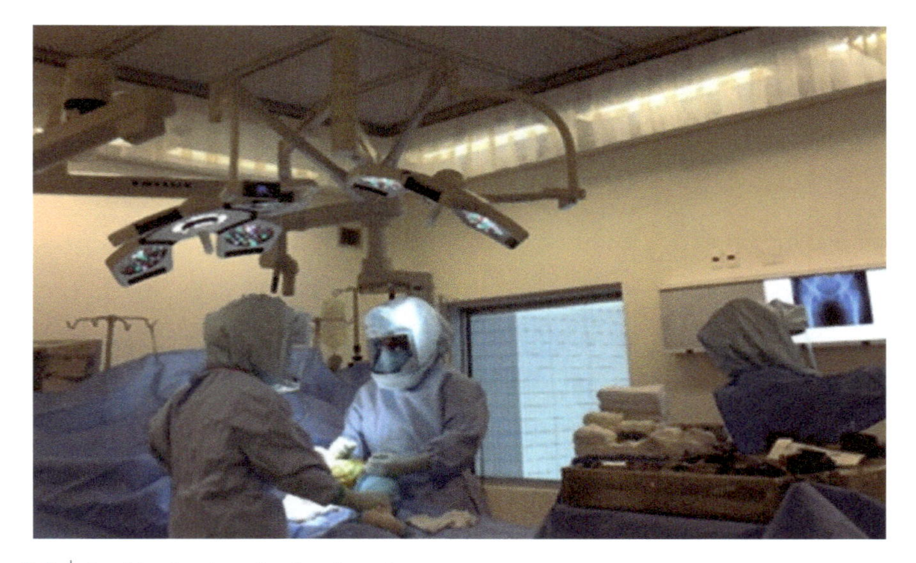

Figura 3.6 | **Ambiente da sala de cirurgia.**

Fonte: Acervo da autoria.

Com todos esses fatores à disposição, a prótese de quadril apresenta resultados muito bons, desde que uma boa avaliação pré-operatória do paciente e um planejamento cirúrgico sejam realizados.

Como é o pós-operatório da prótese de quadril?

Geralmente a recuperação é rápida, considerando o grande porte dessa cirurgia. A dor muda e deixa de ser devida à artrose, e agora é em função do trauma operatório. Essa dor costuma ser controlada com medicações e costuma diminuir e desaparecer.

Quanto à recuperação funcional, os protocolos mais atualizados já orientam fisioterapia precoce no hospital durante a internação. Analgesia, mobilização precoce e andar assim que possível com algum tipo de suporte, como andador ou muletas, otimizam o processo de reabilitação.

O tempo de hospitalização geralmente é de 1 a 3 dias, mas pode variar de acordo com a doença que levou a realizar a artroplastia, assim como doenças concomitantes (comorbidades) do paciente.

Na volta para casa, os pacientes mantêm a fisioterapia e num período curto retornam a suas atividades. Normalmente não apresentam limitações para as tarefas diárias básicas, estando autorizados inclusive a realizar algumas atividades esportivas de menor impacto.

Como podemos ver, a artrose do quadril não é nenhum bicho de sete cabeças, mas a melhor sugestão é: em caso de dor no quadril, procure um especialista!

PONTOS-CHAVE

- Artrose é o desgaste da articulação.
- A manifestação principal é a dor na região da virilha (inguinal).
- Pode ser de causa mecânica (trauma ou doença da infância) ou metabólica (artrite).
- O diagnóstico precoce pode mudar o rumo da doença.
- A prótese do quadril (artroplastia do quadril) consiste na substituição da articulação e é um tratamento cirúrgico muito eficiente e seguro.

Bibliografia consultada

Beaulé PE, Dorey FJ, LeDuff M, Gruen T, Amstutz HC. Risk factors affecting outcome of metal-on-metal surface arthroplasty of the hip. Clin Orthop Relat Res. 2004;418:87-93.

Buchanan WW, Dequeker J. History of rheumatic diseases (ch 1). In: Klippel JH, Dieppe PA, eds. Rheumatology. Philadelphia: Mosby; 1998. p.1-5.

Dawson J, Fitzpatrick R, Carr A, Murray D. Questionnaire on the perceptions of patients about total hip replacement. J Bone Joint Surg Br. 1996;78:185-90.

Dorr LD, Luckett M, Conaty JP. Total hip arthroplasties in patients younger than 45 years: a nine- to ten-year follow-up study. Clin Orthop Relat Res. 1990;260:215-9.

Engh CA, Bobyn JD, Glassman AH. Porous-coated hip replacement: the factors governing bone ingrowth, stress shielding, and clinical results. J Bone Joint Surg Br. 1987;69:45-55.

Herberts P, Malchau H. Long-term registration has improved the quality of hip replacement: a review of the Swedish THR Register comparing 160 000 cases. Acta Orthop Scand. 2000;71:111-21.

Learmonth ID, Young C, Rorabeck C. The operation of the century: total hip replacement. Lancet. 2007 Oct 27;370(9597):1508-19. doi: 10.1016/S0140-6736(07)60457-7.

Malchau H, Herberts P. Prognosis of total hip replacement: surgical and cementing technique in THR: a revision-risk study of 134 056 primary operations. 63rd Annual Meeting of the American Academy of Orthopaedic Surgeons; 22-25 February, 1996; Atlanta, GA, USA.

Projections of primary and revision hip and knee arthroplasty in the United States from 2005 to 2030. By Steven Kurtz, PhD, Kevin Ong, PhD, Edmund Lau, MS, Fionna Mowat, PhD, and Michael Halpern, MPH, MD, PhD Investigation performed at Exponent Inc., Philadelphia, Pennsylvania. Copyright © 2007 by the Journal of Bone and Joint Surgery, Inc.

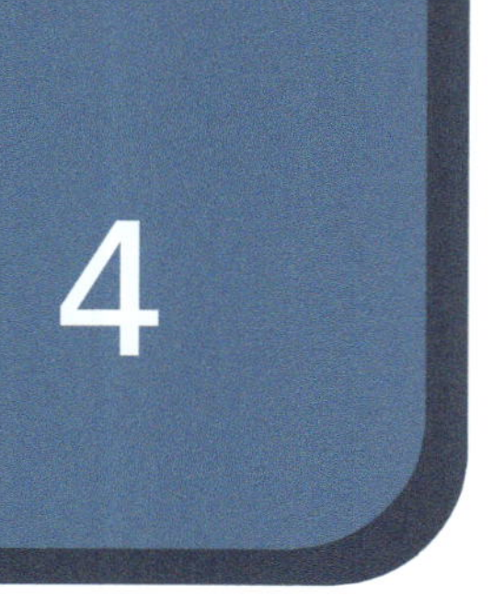

NECROSE DA CABEÇA FEMORAL

Victor Fruges Junior
Victor Fruges

Antes de iniciar a leitura, convidamos você, leitor, a tentar responder algumas perguntas sobre este assunto. Para isso, escaneie este QR-code com seu celular

Introdução

O adequado suprimento sanguíneo garante a viabilidade do tecido ósseo. Porém, quando por algum motivo esse aporte é interrompido, ocorre a morte do osso, que é conhecida como osteonecrose óssea.

4.1 O que é necrose da cabeça femoral?

No quadril, a deficiência no suprimento sanguíneo que chega à região do topo da cabeça, logo abaixo da cartilagem articular, leva à morte celular e consequente necrose avascular da cabeça femoral (Figuras 4.1 e 4.2).

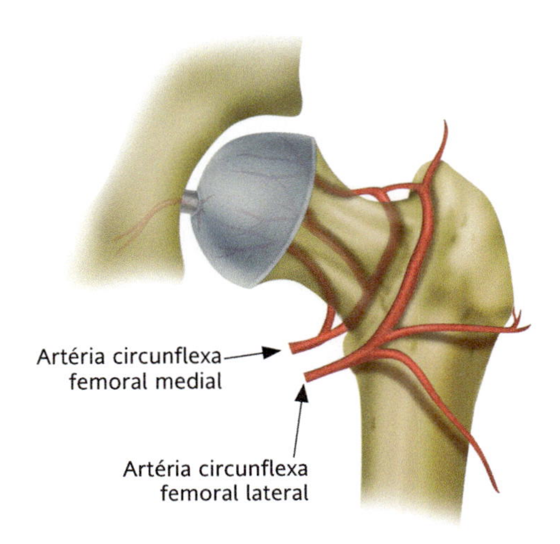

Figura 4.1 | Desenho de como o sangue chega à cabeça do fêmur.

Fonte: Desenvolvida pela autoria.

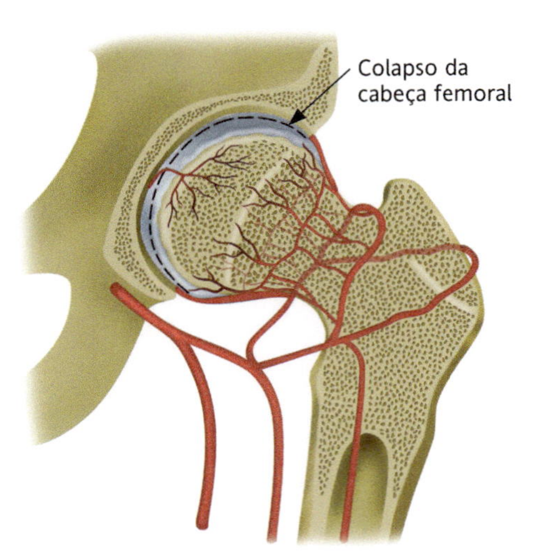

Figura 4.2 | Quadril com necrose avascular da cabeça do fêmur, que pode evoluir com colapso da superfície articular da cabeça femoral (representada pela linha preta tracejada).

Fonte: Desenvolvida pela autoria.

4.2 Quem acomete?

Geralmente afeta pacientes da terceira a quinta décadas de vida, sendo mais prevalente no sexo masculino, com bilateralidade que depende da causa primária da doença, mas que pode chegar a mais de 50% nas doenças sistêmicas.

4.3 Quais as causas?

São divididas em dois grupos:

- **Pós-traumáticas:** por exemplo, consequentes às fraturas do quadril que podem acontecer no colo do fêmur, nas fraturas acetabulares e na luxação da cabeça femoral.
- **Não traumáticas:** abuso de álcool, uso de corticoide, tratamento de câncer com quimio e radioterapia, pacientes HIV positivo submetidos a tratamentos com antirretrovirais, disbarismo nos mergulhadores em grandes profundidades, lúpus eritematoso sistêmico, trombofilias, gestação, fumo, transplantados, entre outras causas.

> **Você sabia...**
> Apesar de existirem várias causas prováveis para a osteonecrose da cabeça femoral, nem sempre é possível determinar ou confirmar uma causa.

4.4 Como se manifesta?

Na maioria das vezes a doença está associada a uma causa pré-existente, e a principal queixa é dor localizada na região da virilha (inguinal), que pode ser súbita, mas em geral é progressiva e começa com baixa intensidade. Com a progressão, a dor pode irradiar para a nádega ou para o joelho, e a mobilidade do quadril, que no início era normal, passa a diminuir, levando alguns quadris ao bloqueio articular. As manifestações descritas anteriormente podem acarretar uma marcha difícil e em algumas situações o paciente pode mancar (claudicar). Quando ocorre a lesão estrutural da cabeça femoral, esta se achata e acontece o encurtamento do membro inferior. Nessa situação a doença já está avançada.

Diagnóstico com exames de imagem

Os exames de imagem solicitados para definir o diagnóstico e classificar o estágio da necrose da cabeça femoral são a radiografia e a ressonância magnética.

O RX (radiografia) do quadril mostra alterações de acordo com o quadro evolutivo da doença; na fase inicial podem ser normais. Logo que acontece a fratura abaixo da cartilagem, aparece o sinal da crescente (Figura 4.3). Depois disso, ocorre o achatamento da cabeça e, por final, a artrose.

A ressonância magnética faz diagnóstico mesmo na fase inicial, quando o RX é normal, e serve para acompanhar a evolução da doença (Figura 4.4), sendo sempre indicada em caso de dúvida diagnóstica.

Usamos então os exames de imagem, associados às queixas clínicas, para estagiar o grau de evolução da doença.

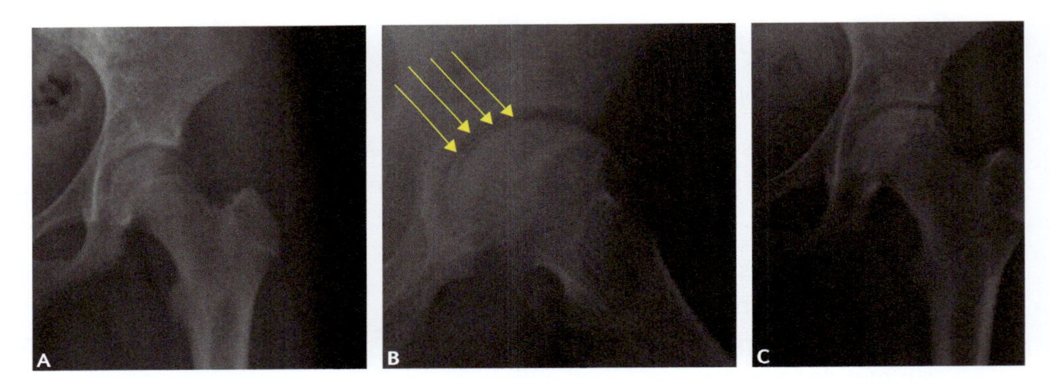

Figura 4.3 | Evolução no RX da osteonecrose: (A) quadril normal, (B) sinal da crescente e (C) achatamento da cabeça femoral.

Fonte: Acervo da autoria.

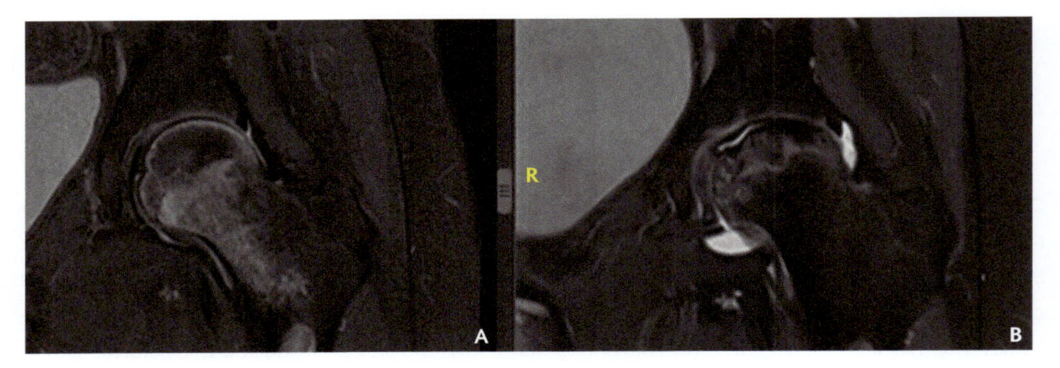

Figura 4.4 | Evolução da osteonecrose na ressonância magnética: (A) quadril normal, (B) degeneração da cabeça femoral.

Fonte: Acervo da autoria.

4.5 Quais as consequências?

As consequências se apresentam de acordo com a fase da doença, e temos entre elas:

- Dores não controladas por medicamentos.
- Dificuldade de locomoção, podendo ser necessário o uso de equipamento auxiliar com bengala, muletas ou andador.

- Redução da mobilidade do quadril.
- Redução da qualidade de vida.

4.6 Tratamentos possíveis

Antes de abordamos o tema propriamente dito, temos alguns fatores a serem considerados quanto à evolução da doença:

- **Idade:** paciente com idade superior a 45 anos está relacionado com evolução mais rápida da doença.
- **Etiologia:** alcoolismo e altas doses de cortisona possuem evolução desfavoráveis, enquanto etiologia idiopática (sem causa definida) possui melhor evolução.
- Quanto maior o acometimento volumétrico da cabeça, pior será o prognóstico.

Tratamento não cirúrgico

Pode ser utilizado em estágios iniciais da osteonecrose e consiste em repouso articular, uso de auxílio para marcha com muletas ou bengalas, analgésicos e anti-inflamatórios para reduzir a sintomatologia, fisioterapia motora e uso de bifosfonados. Como a doença é progressiva, frequentemente após a tentativa do método conservador partimos para o tratamento cirúrgico.

Tratamento cirúrgico

Nos graus iniciais da doença:

- Descompressão óssea, que consiste na perfuração da área necrótica na tentativa de restabelecer o fluxo sanguíneo na região.
- Descompressão com preenchimento da falha com osso ou outro material que dê sustentação local e impeça o colapso da cabeça;

Nos graus mais avançados da doença:

- Artroplastia total do quadril, que é a substituição da articulação por uma prótese (Figura 4.5).

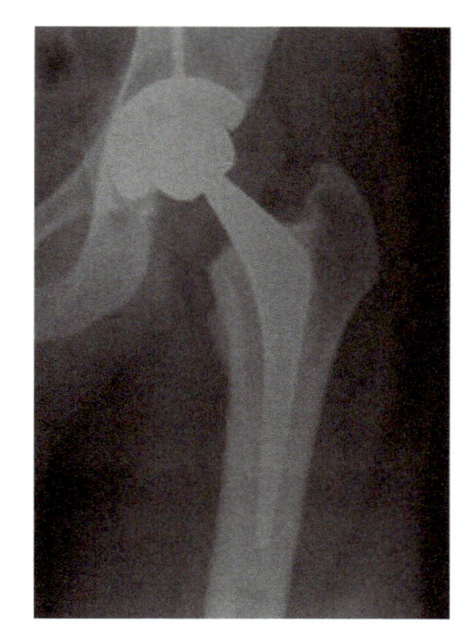

Figura 4.5 | Artroplastia total do quadril.

Fonte: Acervo da autoria.

PONTOS-CHAVE

- Todos os tecidos necessitam de aporte sanguíneo. Se este é interrompido, há o que se chama de infarto ósseo, quando ocorre na região do quadril é denominado necrose avascular da cabeça femoral.
- São acometidos pacientes entre a terceira e a quinta décadas de vida, mais comum no sexo masculino.
- As causas são variadas: pós-traumática, alcoolismo, uso prolongado de corticoides, inflamatórias (lúpus), neoplasias, terapias antirretrovirais (HIV), mal dos caixões (descompressão súbita em mergulhadores).
- Manifesta-se com dor inguinal que aumenta com o passar do tempo, e marcha claudicante.
- Consequências: piora da qualidade de vida com o passar do tempo; dor contínua que leva o paciente a ter dificuldade na marcha e a fazer uso de bengala ou andador
- Tratamentos:
    - **Não cirúrgico:** varia de acordo com a faixa etária, repouso relativo com a retirada de carga à marcha, medicação analgésica, bifosfonados, fisioterapia e hidroterapia.
    - **Cirúrgico:**
        a) Preservação da cabeça femoral: descompressão da cabeça femoral, pois há uma hipertensão venosa na área acometida.
        b) Método de substituição: artroplastia total do quadril.

Bibliografia consultada

Atraumatic osteonecrosis after estrogen replacement therapy associated with low protein S level in a patient with Turner syndrome clinical and applied thrombosis/hemostasis.

Chernetsky SG, Mont MA, LaPorte DM, Jones LC, Hungerford DS, McCarthy EF. Pathologic features in steroid and nonsteroid associated osteonecrosis. Clin Orthop Relat Res. 1999;368:149-61.

Hasegawa Y, Iwase T, Iwasada S, Kitamura S, Iwata H. Osteonecrosis of the femoral head associated with pregnancy. Arch Orthop Trauma Surg. 1999;119:112-4.

Inoue S, Horii M, Asano T, Fujioka M, Ogura T, Shibatani M, et al. Risk factors for nontraumatic osteonecrosis of the femoral head after renal transplantation. J Orthop Sci. 2003;8:751-6.

Nontraumatic osteonecrosis of the femoral head: where do we stand today? A ten-year update. Joint Surg Am. 2015 Oct 7;97(19):1604-27

Nontraumatic osteonecrosis of the femoral head: where do we stand today? A ten-year update. J Bone Joint Surg Am. 2015 Oct 7;97(19):1604-27.

Prevalence of osteonecrosis of the femoral head: a nationwide epidemiologic analysis in Korea.

Yoshida T, Kanayama Y, Okamura M, Negoro N, Inoue T, Yoshikawa J. Long-term observation of avascular necrosis of the femoral head in systemic lupus erythematosus: an MRI study. Clin Exp Rheumatol. 2002;20:525-30.

5

ARTRITES NO QUADRIL

Ari S.R. Halpern

Antes de iniciar a leitura, convidamos você, leitor, a tentar responder algumas perguntas sobre este assunto. Para isso, escaneie este QR-code com seu celular

Introdução

A palavra "artrite" significa inflamação na articulação. Muito embora algum grau de inflamação da articulação possa ocorrer de forma secundária à trauma, bem como artrose, o termo "artrites" é comumente usado para se referir a outro grupo de doenças, conhecido como reumáticas. As doenças reumáticas são primariamente inflamatórias e podem envolver várias articulações, inclusive o quadril.

Neste capítulo vamos abordar:

1) Artrite reumatoide.
2) Espondiloartrites, incluindo espondilite anquilosante e artrite psoriática.
3) Artrite idiopática juvenil.

Trata-se de doenças frequentes, crônicas, e que necessitam de um tratamento especializado. O diagnóstico dessas doenças envolve a interpretação pelo médico de dados da história, dos sintomas, alterações de exame físico feito pelo médico e a interpretação de alguns exames de laboratório e de imagem. O diagnóstico pode ser complexo, necessitando da avaliação de um reumatologista. Isso porque várias doenças podem se manifestar de forma semelhante às artrites. Além disso, a interpretação dos exames laboratoriais não é tão simples, pois não existe um exame específico que permita, isoladamente, definir com certeza o diagnóstico.

Alguns sinais e sintomas podem ser úteis, como um alerta, para o diagnóstico de artrites inflamatórias:

- Dor e inchaço de várias articulações (não apenas o quadril).
- Início da dor de forma espontânea, sem trauma local.
- Dor pior ao acordar, melhorando com movimentos.
- Diagnóstico de artrite na família.
- Diagnóstico prévio de psoríase cutânea ou histórico de psoríase na família.
- Diagnóstico prévio de doença inflamatória intestinal (doença de Crohn ou retocolite ulcerativa) ou histórico dessas doenças na família.
- Antecedente pessoal ou familiar de uma forma de inflamação do olho (uveíte).
- Presença de outros sintomas, como febre, cansaço e lesões de pele.

5.1 Artrite reumatoide

O que é a artrite reumatoide?

Artrite reumatoide (AR) é uma doença autoimune que ocorre como consequência de um descontrole do sistema imunológico (sistema responsável pela defesa do nosso organismo contra, por exemplo, vírus e bactérias), levando à inflamação em tecidos saudáveis do próprio organismo.

A AR é uma doença crônica. Sem tratamento adequado, evolui de forma progressiva, podendo levar a deformidades graves e acometer outros órgãos além das articulações, como pulmão, olho e pele.

Quem acomete?

A AR é a forma mais comum de artrite inflamatória autoimune, acometendo mais ou menos 1% da população mundial. Afeta três vezes mais as mulheres do que os homens. Os primeiros sintomas aparecem, geralmente, entre 30 e 50 anos de idade, mas podem surgir em qualquer idade.

Quais as causas?

A causa da AR não é totalmente conhecida. Assim como ocorre em outras doenças autoimunes, existe um fator genético que não é suficiente para provocar a doença. Além do fator genético, outros fatores levam ao desencadeamento da doença em algumas pessoas. Em outras palavras, é comum que portadores de AR tenham algum parente com artrite ou outra doença autoimune.

> **Você sabia...**
>
> Ter AR não é contraindicação para engravidar e, no caso de gestação, não necessita de acompanhamento genético especial.

Na AR, a inflamação articular começa num tecido chamado de membrana sinovial. Essa fina membrana reveste a parte interna de algumas articulações (chamadas de articulações sinoviais), como as grandes articulações dos membros e pequenas articulações das mãos e pés. O processo evolui com uma grande proliferação desse tecido, que recebe o nome de *pannus*. O *pannus* tende a invadir e causar erosões nas estruturas ao redor, incluindo osso e cartilagem. Na verdade, como essa inflamação começa não é totalmente conhecido, mas o *pannus* tem a capacidade de funcionar como um perpetuador da inflamação da AR (Figura 5.1).

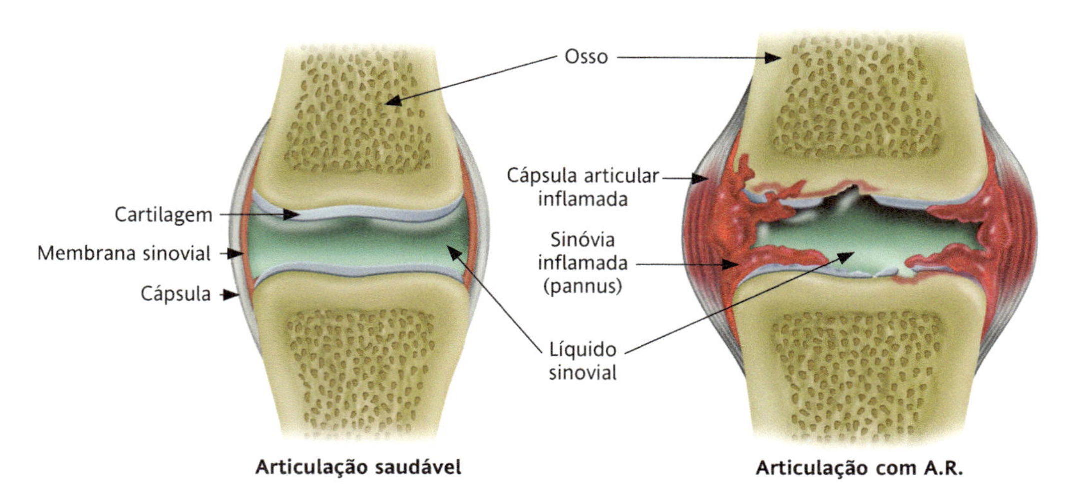

Figura 5.1 | Articulação normal à esquerda, e articulação com artrite reumatoide (AR) à direita.

Fonte: Desenvolvida pela autoria.

Como se manifesta?

AR é uma doença crônica e progressiva. Sem tratamento, evolui com acometimento de múltiplas articulações e deformidades importantes. Tipicamente ela acomete várias articulações ao mesmo tempo, incluindo as pequenas articulações de mãos e pés, além de punhos, joelhos e cotovelos (Figura 5.2). O envolvimento tende a ser simétrico, ou seja, as mesmas articulações são acometidas dos lados esquerdo e direito do corpo. Sintomas característicos da AR são dor, inchaço e rigidez que pioram de manhã, melhorando com o movimento. Essa rigidez matinal (dificuldade para movimentar as articulações ao acordar) costuma durar mais de uma ou duas horas.

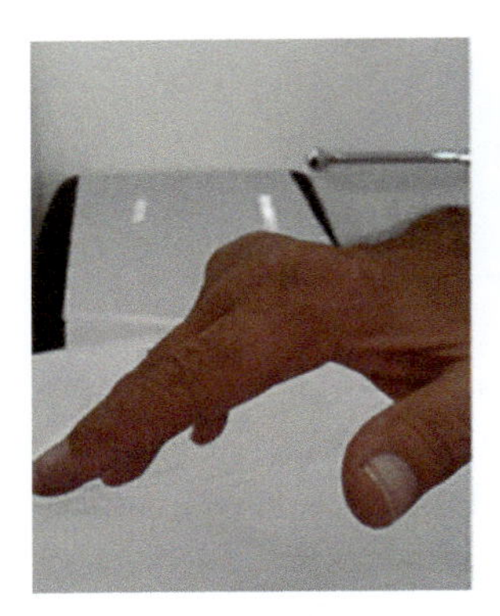
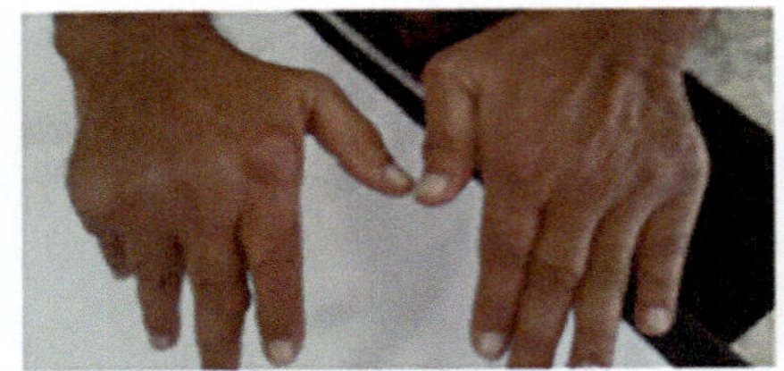
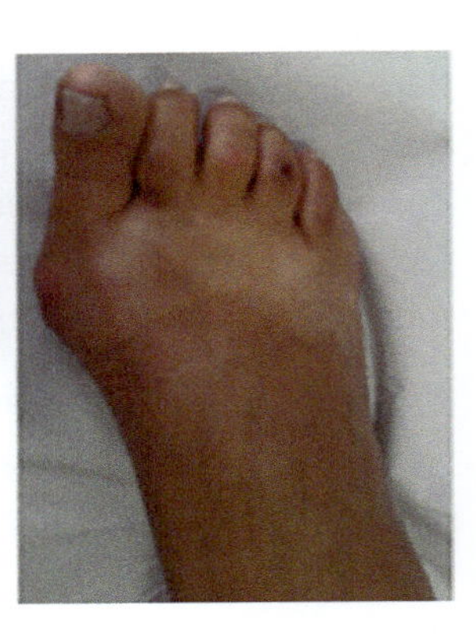

Figura 5.2 | Deformidades na mão reumatoide.

Fonte: Acervo da autoria.

Além do quadro articular, a AR provoca cansaço excessivo. Alguns pacientes podem ter febre baixa, bem como pequenos nódulos subcutâneos (chamados de nódulos reumatoides). Mais raramente a doença pode acometer olhos e pulmões. O quadril também pode ser acometido na AR, e esse acometimento pode ser grave o suficiente para causar limitações importantes. Ainda assim, quase sempre uma artrite de quadril causada pela artrite reumatoide ocorre junto com o envolvimento de outras articulações, o que acaba sendo um aspecto importante para a suspeita do diagnóstico. No decorrer da evolução é comum existirem períodos de piora da inflamação (chamados de "atividade da doença") intercalados por períodos de remissão (principalmente em função do tratamento).

Quais as consequências?

Sem tratamento a AR pode ser uma doença debilitante. O envolvimento do quadril leva muitas vezes à destruição articular e à necessidade de prótese. Na verdade, a inflamação da AR agride a articulação, podendo causar erosões na cartilagem que não são reversíveis. Por isso a necessidade de um tratamento precoce, antes que isso venha a acontecer. Por outro lado, sabe-se hoje que o tratamento nos primeiros meses depois do início dos sintomas (tratamento precoce) é muito eficiente no controle da doença e evita o surgimento de lesões irreversíveis ou deformidades.

Como é feito o diagnóstico?

O diagnóstico da AR exige conhecimento específico da doença. Em primeiro lugar, portadores de AR podem apresentar um quadro clínico atípico, particularmente nos primeiros meses de doença. No entanto, como foi dito anteriormente, é muito importante que o diagnóstico seja feito precocemente. Além disso, várias doenças podem se manifestar de forma semelhante à AR, incluindo doenças infecciosas, metabólicas ou degenerativas, que são tratadas de forma bem distinta.

Para fazer o diagnóstico da AR o médico precisa não apenas avaliar a história dos sintomas como também examinar o paciente à procura de alterações típicas da doença, particularmente avaliando a presença de inflamação e de sinovite. Frequentemente, exames de imagem auxiliam nesse diagnóstico, incluindo radiografias simples, ultrassom ou exames mais sofisticados como a ressonância magnética. Da mesma forma, o médico irá solicitar alguns exames de sangue que permitem detectar a presença e intensidade do processo inflamatório ou a presença de alterações da imunidade sugestivas da doença. Entre essas alterações está a pesquisa do fator reumatoide. É importante ressaltar que o fator reumatoide não é sinônimo de artrite reumatoide. Várias outras doenças podem levar à positividade do fator reumatoide, e portadores de AR podem não apresentar positividade desse fator. O mesmo pode ser dito para os outros exames de sangue ou de imagem. Em outras palavras, o diagnóstico é "construído" pelo médico ao juntar várias peças de um quebra-cabeça que inclui exames de sangue, exames de imagem, dados da história e, principalmente, exame físico do paciente.

Tratamentos possíveis

A boa notícia em relação à AR é que existem hoje vários medicamentos altamente eficientes no tratamento da doença. Apesar do papel importante de medidas fisioterápicas, exercícios físicos regulares, terapia ocupacional e às vezes procedimentos cirúrgicos, o tratamento da AR é principalmente medicamentoso. Ele permite bloquear a evolução da doença e controlar eficientemente os sintomas, mas a doença permanece crônica, necessitando de consultas de acompanhamento regular com o reumatologista.

Existem duas classes de medicamentos que se utilizam no curso do tratamento da AR.

- Medicamentos sintomáticos para redução da dor e inflamação.

  Permitem alívio dos sintomas, porém não alteram o curso da doença. Dependendo das características individuais, analgésicos, anti-inflamatórios e corticosteroides podem ser utilizados, sempre com orientação médica.

- Medicamentos modificadores da doença.

  Estes são realmente importantes no tratamento da AR. São os que colocam a doença em remissão, o que significa que controlam a inflamação e consequentemente a dor, rigidez e inchaço, além de evitar a evolução da doença. Essa área da medicina evoluiu muito nas últimas duas décadas, de forma que hoje em dia dispomos de várias classes de remédios eficientes. Cada qual tem suas indicações individuais, necessitando de acompanhamento médico regular. A melhor opção é diferente para cada paciente. Algumas vezes um paciente inicia o tratamento com um medicamento que se mostra pouco eficaz ou com efeitos colaterais e precisa mudar de tratamento. Porém, com a grande diversidade de opções existentes hoje, praticamente todos os portadores de AR atingem um bom controle da doença. Um aspecto muito importante que deve ser ressaltado é que o tratamento é sempre mais eficiente quando iniciado precocemente.

  Entre os medicamentos modificadores da doença no tratamento da AR estão os chamados de tradicionais, incluindo a sulfassalazina, a cloroquina e os imunossupressores metotrexato e leflunomida, geralmente indicados como a opção inicial. Casos mais graves ou resistentes são tratados também com uma nova classe medicamentosa conhecida como biológicos. Existem vários medicamentos biológicos, e a lista de novas medicações nessa área cresce a cada ano. Cada um deles tem suas vantagens e desvantagens, indicações e contraindicações, de forma que a escolha deve ser feita em conjunto entre o paciente e um profissional (reumatologista) com conhecimento profundo da doença e do manuseio desses remédios.

- Tratamento não medicamentoso.

  É um tratamento complementar ao tratamento medicamentoso principal. Algumas deformidades já estabelecidas podem ser corrigidas cirurgicamente. As articulações muito acometidas, com destruição importante da cartilagem articular, também podem necessitar de cirurgia, como a prótese de quadril em alguns casos.

  A fisioterapia pode ser bastante útil na recuperação da força e mobilidade quando necessário. A prática regular de exercícios físicos aumenta a força muscular, melhora a mobilidade e a saúde como um todo. Ter artrite reumatoide não é contraindicação para exercícios.

5.2 Espondiloartropatias

O termo "espondiloartropatias", ou espondiloartrites, se refere a um grupo de doenças que afetam a coluna e as articulações dos membros (Figura 5.3). Além disso, olho, pele e intestino também podem ser afetados.

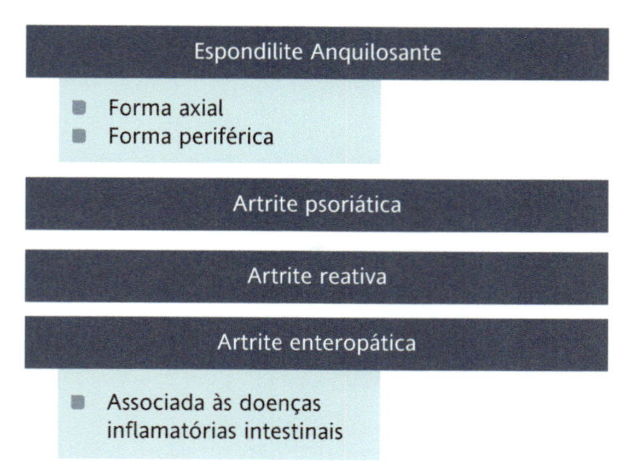

Figura 5.3 | Principais espondiloartropatias.

Fonte: Desenvolvida pela autoria.

Diferentemente do que ocorre na artrite reumatoide, nas espondiloartropatias o local inicial da inflamação fica no ponto de contato dos tendões ou ligamentos com o osso. Essa região é chamada de êntese, e sua inflamação é denominada entesite.

As duas doenças mais comuns desse grupo são a espondilite anquilosante e a artrite psoriática.

Espondilite anquilosante

O que é?

A espondilite anquilosante é um tipo de doença reumatológica que afeta primariamente a coluna. Outras articulações também podem ser acometidas, particularmente no membro inferior, incluindo o quadril, e menos frequentemente membros superiores.

A marca característica da doença é a inflamação da articulação sacroilíaca (sacroileíte), que está localizada na junção da bacia com a coluna (entre o osso sacro e osso ilíaco) (Figura 5.4).

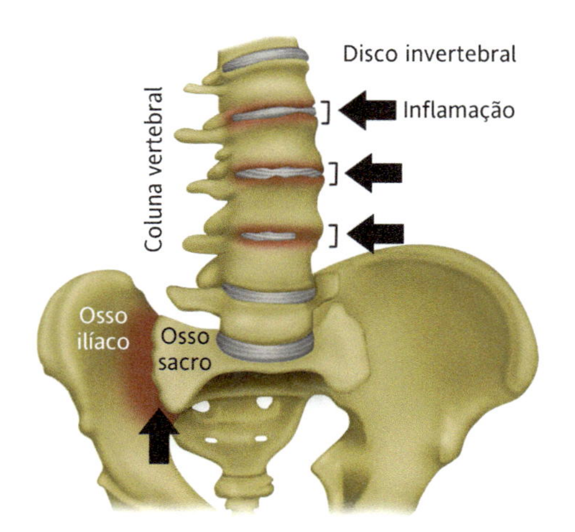

Figura 5.4 | Principais locais acometidos: coluna (espondilite) e sacroilíaca (sacroileíte). A inflamação pode evoluir para a fusão dessas estruturas.

Fonte: Desenvolvida pela autoria.

Quais os tipos mais comuns?

Na sua forma clássica, a espondilite se manifesta pelo envolvimento inicial da coluna associado com artrite de outras articulações.

Porém, a doença pode afetar apenas a coluna (espondilite axial) ou preferencialmente as articulações (espondilite periférica).

Quem acomete?

A espondilite afeta duas a três vezes mais homens do que mulheres, iniciando-se mais comumente ao redor dos 20 anos de idade.

Quais as causas?

Fatores genéticos têm um papel importante na espondilite anquilosante. Ela está particularmente associada com um gene conhecido como HLA B-27, que é herdado, estando presente na maioria dos portadores da doença. Ainda assim, nem todo mundo que tem este gene tem a doença, e nem todo mundo com a doença tem este gene, indicando a necessidade de outros fatores desencadeantes da doença além do fator genético. De qualquer forma, é muito frequente que portadores de espondilite anquilosante tenham parentes portadores de qualquer uma das formas de espondiloartropatias.

Na espondilite o processo inflamatório inicial ocorre no local de inserção dos tendões nos ossos. Este ponto é chamado de êntese, e sua inflamação é a entesite.

Uma característica da espondilite é a inflamação da articulação sacroilíaca e das vértebras (espondilite). Além do quadro inflamatório, a doença também se caracteriza por uma proliferação do tecido ósseo que pode levar progressivamente à fusão de partes da coluna (anquilose), com importante perda da mobilidade.

Como se manifesta?

O sintoma mais característico da espondilite é a dor lombar, que pode ser a manifestação inicial da doença e, às vezes, o único sintoma. No decorrer da evolução alguns pacientes permanecem com sintomas limitados à coluna, enquanto outros evoluem com entesites em vários locais e quadro de artrite periférica de intensidade variável. Ao contrário da artrite reumatoide, na espondilite anquilosante o quadro de artrite é assimétrico e acomete poucas articulações ao mesmo tempo.

> **Você sabia...**
>
> Na espondilite anquilosante, o quadril é a grande articulação mais frequentemente afetada e se correlaciona com quadros mais graves, maior incapacidade e deformidades.

Como dor lombar é um sintoma muito frequente na população (mais de 80% das pessoas têm dor lombar no decorrer da vida), é muito comum que o diagnóstico de espondilite passe despercebido. No entanto, a dor lombar na espondilite costuma ter características um pouco diferentes. Em primeiro, lugar é uma dor crônica que se inicia numa idade jovem, sem relação com sobrecarga ou trauma. Tipicamente, a dor da espondilite piora com o repouso, melhorando com a movimentação. No início do quadro a dor é sentida na região baixa da coluna ou nas nádegas, podendo alternar de lado. Com o tempo o quadro se torna mais persistente, associado com rigidez.

Na verdade, a espondilite anquilosante pode se manifestar de forma muito diferente de pessoa para pessoa. Alguns pacientes têm quadro progressivo e anquilosante, enquanto outros têm formas mais brandas. Muito embora a apresentação mais típica seja de uma doença que começa com dor lombar baixa, evoluindo progressivamente para o envolvimento da coluna torácica e cervical, alguns pacientes, particularmente as mulheres, têm dor cervical ou torácica como primeiro sintoma. Além do envolvimento da coluna, alguns pacientes podem apresentar quadro de artrite de membros, inflamação ocular (uveíte) e inflamação intestinal.

Quais as consequências?

Sem tratamento, a espondilite anquilosante pode impactar muito na qualidade de vida dos pacientes. Apesar da existência de casos de evolução mais lenta ou branda, a espondilite anquilosante costuma levar a uma fusão progressiva de partes da coluna, causando uma postura curvada e inflexível. Esta anquilose também pode afetar as articulações das costelas, dificultando a função pulmonar. Da mesma forma, o acometimento articular pode ser destrutivo em alguns pacientes, incluindo aqui o envolvimento da articulação do quadril. O envolvimento ocular, quando ocorre, também necessita de tratamento adequado, uma vez que pode levar à perda de visão quando não tratado.

Como é feito o diagnóstico?

De forma semelhante ao que foi descrito para a artrite reumatoide, o diagnóstico da espondilite anquilosante envolve aspectos clínicos, de imagem e laboratoriais que devem ser analisados em conjunto, sem que qualquer um deles isoladamente permita fechar o diagnóstico. Muitas das alterações de exame físico e dos exames radiológicos aparecem depois de vários anos de doença. Por isso mesmo, sem um conhecimento especializado na doença, o diagnóstico pode passar despercebido. Para chegar ao diagnóstico o reumatologista poderá solicitar exames de imagem, como radiografias ou ressonância magnética, para avaliar a presença de inflamação nas articulações sacroilíacas, e outras articulações afetadas. Exames de sangue podem ser úteis para avaliar a presença de inflamação. Muitas vezes é solicitada a pesquisa do gene HLA B-27, que, como dito acima, tem que ser analisado pelo médico junto com os outros dados, já que o exame pode estar positivo em pessoas sem a doença ou negativo em portadores de espondilite.

Tratamento

O tratamento da espondilite é multidisciplinar, envolvendo, entre outros, médico reumatologista, fisioterapeuta, oftalmologista nos casos de acometimento ocular e ortopedista nos casos com indicações cirúrgicas.

A prática de exercícios físicos está sempre indicada, porém o tratamento medicamentoso também é essencial na melhora dos sintomas e, principalmente, no controle da doença, evitando sequelas e incapacidade.

Tradicionalmente, a espondilite anquilosante foi tratada com uso de anti-inflamatórios não-hormonais, que são muito eficientes na redução da dor. Esta boa resposta é considerada tão característica que o diagnóstico é questionado quando ela não ocorre. Por isso mesmo, os anti-inflamatórios permanecem a primeira linha de tratamento. No entanto, nem sempre seu uso é suficiente para controle dos sintomas, e o uso contínuo necessita de controle adequado para evitar efeitos colaterais. Casos que não respondem a este tratamento inicial têm indicação do uso de medicamentos modificadores da doença, incluindo a sulfassalazina, o metotrexato e várias opções de uma nova classe de medicamentos chamados biológicos, que são muito eficientes no controle da doença.

Existem várias opções de medicamentos tradicionais e biológicos, alguns eficientes tanto no tratamento da espondilite anquilosante quanto da artrite reumatoide. No entanto, essa regra não é universal. Várias dessas medicações têm indicações distintas dependendo do diagnóstico em questão.

A espondilite anquilosante é uma doença crônica que necessita de tratamento medicamentoso e acompanhamento médico regular. Nenhuma das medicações indicadas é totalmente isenta de efeitos colaterais possíveis, portanto seu uso deve ser feito com acompanhamento médico especializado.

Artrite psoriática

O que é a artrite psoriática?

Artrite psoriática é um tipo de artrite que ocorre em alguns portadores de psoríase cutânea, podendo afetar qualquer articulação, inclusive o quadril. Sem tratamento, casos mais graves podem evoluir com lesões articulares às vezes incapacitantes.

Quem acomete?

A artrite psoriática afeta igualmente homens e mulheres. Geralmente inicia entre os 30 e os 50 anos de idade, mas pode afetar também crianças e idosos. A psoríase cutânea ocorre em 1 a 3% da população. Já a artrite psoriática surge em apenas 20 a 40% dos casos com psoríase. Em geral a artrite aparece 5 a 10 anos depois do quadro cutâneo, mas às vezes é a primeira manifestação da doença.

Quais as causas?

A psoríase é uma doença autoimune de causa ainda desconhecida. A constatação de que cerca de 40% dos pacientes com artrite psoriática têm parentes próximos com psoríase (ou artrite psoriática) sugere algum envolvimento de aspectos genéticos. Não se sabe ainda por que alguns pacientes com psoríase desenvolvem artrite e outros não.

Como se manifesta?

A psoríase é uma doença dermatológica caracterizada por lesões avermelhadas e descamativas, geralmente em placas, que surgem mais frequentemente nos cotovelos, joelhos e couro cabeludo (Figura 5.5). Pode ainda acometer as unhas, tronco e membros. A extensão da área do corpo acometida e a intensidade das lesões variam muito de pessoa para pessoa, sendo que, tipicamente, o quadro cutâneo evolui de forma cíclica, ou seja, com períodos de melhora e piora.

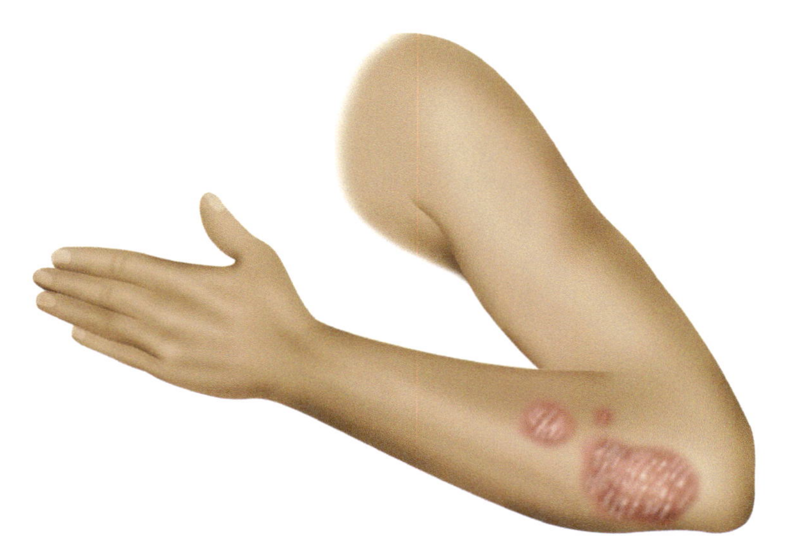

Figura 5.5 | Lesões na psoríase que podem aparecer no cotovelo.

Fonte: Desenvolvida pela autoria.

Alguns portadores de psoríase desenvolvem o quadro de artrite. Isto geralmente acontece vários anos depois do início das lesões de pele, no entanto algumas vezes o quadro articular é o primeiro sintoma da doença. Qualquer articulação do corpo pode ser afetada. Algumas pessoas desenvolvem artrite em apenas uma articulação, enquanto outras evoluem com acometimento de várias articulações e alguns pacientes com quadro bastante generalizado. Assim como as lesões de pele, a artrite psoriática evolui ciclicamente, com períodos de melhora e piora, de intensidade e duração bastante variáveis. Casos com inflamação articular persistente podem evoluir com lesões articulares irreversíveis. Outras vezes o quadro é migratório, ou seja, afeta diferentes articulações a cada crise. O envolvimento dos dedos das mãos e pés, chamado de dactilite, leva a um aspecto de dedos inchados, conhecido como "dedos salsichoides".

A artrite psoriática e a espondilite anquilosante compartilham algumas características. Em primeiro lugar, a entesite é uma característica frequente das duas doenças, podendo levar a dor na região do tendão de Aquiles, na sola dos pés, nos cotovelos e quadris. Em segundo lugar, na artrite psoriática a coluna também pode ser afetada, de forma semelhante ao quadro da espondilite anquilosante.

Quais as consequências?

O curso da artrite psoriática varia muito de pessoa para pessoa. Alguns casos são muito leves e esporádicos, afetando poucas articulações. Outros podem evoluir com crises mais intensas e duradouras e alguns casos até com formas bastante graves de envolvimento articular. A artrite psoriática pode impactar muito na qualidade de vida dos pacientes tanto pelo aspecto dermatológico quanto pela dor e incapacidade funcional resultante do envolvimento articular. Assim como ocorre nas demais artrites inflamatórias descritas acima, sem tratamento o processo inflamatório da articulação na artrite psoriática pode causar danos irreversíveis. Felizmente isso pode ser evitado com tratamento adequado e precoce.

Como é feito o diagnóstico?

A artrite psoriática é uma doença facilmente confundida com outras formas de artrite. À semelhança do que foi descrito para as outras artrites inflamatórias, o diagnóstico da artrite psoriática envolve a avaliação de aspectos clínicos, alterações de exames de imagem e de exames de laboratório analisados em conjunto, sem que qualquer um deles, isoladamente, permita fechar o diagnóstico. Nem todos os pacientes com artrite psoriática já têm um diagnóstico conhecido de psoríase, ou, às vezes, tiveram um quadro cutâneo muito leve que passou despercebido. Da mesma forma, nem toda dor articular em portadores de psoríase é uma manifestação de artrite psoriática, portanto o diagnóstico requer o conhecimento especializado da doença.

Tratamento

O tratamento da artrite psoriática é multidisciplinar, envolvendo, entre outros, reumatologistas, dermatologistas, fisioterapeutas e ortopedistas nos casos com indicações cirúrgicas. A escolha dos medicamentos varia para cada paciente em função do acometimento articular e da pele.

Pacientes com sintomas articulares leves e esporádicos podem ser tratados apenas durante as crises, com o uso de anti-inflamatórios. Casos persistentes ou resistentes ao uso destas medicações são tratados com medicamentos modificadores da doença, incluindo drogas imunossupressoras tradicionais e/ou medicamentos biológicos. Nestes casos o tratamento medicamentoso é muito eficiente no controle dos sintomas e na remissão da inflamação, evitando assim o desenvolvimento de lesões irreversíveis.

A artrite psoriática é uma doença crônica que necessita de tratamento medicamentoso e acompanhamento médico regular. Nenhum dos remédios indicados é totalmente isento de efeitos colaterais possíveis. Assim como descrito para as demais formas de artrite, existem várias opções de medicamentos tradicionais e biológicos, com indicações distintas dependendo da doença em questão.

5.3 Artrite idiopática juvenil

O que é a artrite idiopática juvenil?

Artrite idiopática juvenil (AIJ) é um termo envolvendo várias formas de artrite com mais de 6 semanas de duração (artrite crônica) e início antes dos 16 anos de idade.

Quais os tipos mais comuns?

A AIJ tem sido classificada em vários subtipos em função do quadro clínico articular, manifestações extra-articulares, prognóstico, alterações laboratoriais e tratamento.

De forma simplificada, podemos falar em cinco subtipos principais:

- Artrite de início sistêmico.
- Forma poliarticular.
- Forma oligoarticular.
- Artrite relacionada à entesite.
- Artrite psoriásica juvenil.

Quem acomete?

Nos países desenvolvidos, a AIJ é a forma mais comum de artrite na infância, acometendo crianças de ambos os sexos. No Brasil ela fica atrás apenas da febre reumática.

Quais as causas?

O termo idiopático significa desconhecido, refletindo o fato da causa da AIJ não estar completamente estabelecida. Acredita-se que haja uma interação entre fatores genéticos e ambientais que levam a disfunção do sistema imunológico e a inflamação articular, caracterizando a doença em autoimune ou autoinflamatória dependendo do subtipo.

Como se manifesta?

A AIJ caracteriza-se por dor articular persistente associada a inchaço e rigidez da articulação acometida. Estes sintomas podem durar poucos meses ou evoluir de forma crônica persistente. Algumas formas de AIJ podem afetar o crescimento normal da criança, bem como causar complicações articulares graves.

Você sabia...

Além do acometimento das articulações, alguns subtipos de AIJ podem evoluir com inflamação do olho e outras manifestações, como febre, aumento dos linfonodos e erupções cutâneas.

Na forma sistêmica, a artrite ocorre junto ou é precedida por febre diária e outras manifestações possíveis, como aumento generalizado dos linfonodos, anemia, aumento do tamanho do fígado e do baço, inflamação das membranas que envolvem o pulmão e o coração (pleura e pericárdio, respectivamente). A artrite pode persistir mesmo após o desaparecimento da febre e demais sintomas. Esta forma acomete crianças de ambos os sexos de qualquer idade.

A forma poliarticular caracteriza-se pelo envolvimento de pelo menos cinco articulações durante os primeiros 6 meses de doença. A doença acomete tanto as pequenas articulações de mãos e pés como as grandes articulações do corpo. Sem o devido tratamento, essa forma de doença pode evoluir com sequelas graves e incapacitantes O envolvimento do quadril é uma causa particularmente frequente de incapacidade. A articulação da mandíbula também é frequentemente acometida nessas crianças, podendo levar à deformidade da mandíbula, que fica menor do que o normal (micrognatia).

Na forma oligoarticular, menos de cinco articulações estão envolvidas. Afeta mais crianças do sexo feminino. Quando a doença se inicia em crianças mais velhas, existe maior probabilidade de evoluir de forma persistente, enquanto nas crianças com início da doença antes dos 7 anos de idade a probabilidade de remissão é maior, apesar do maior risco de envolvimento ocular.

A artrite relacionada à entesite também é considerada uma espondiloartrite com manifestações na coluna e articulações.

Como é feito o diagnóstico?

Assim como nas artrites do adulto, o diagnóstico da AIJ pode ser bem difícil. Acrescente-se às causas já descritas nas doenças do adulto a existência de um fator extra de dificuldade, pelo fato de algumas crianças não se queixarem de dor. Além disso, as diferentes formas de apresentação aumentam mais ainda a complexidade do diagnóstico. Nesse sentido, várias condições da infância podem se parecer com a AIJ e devem ser excluídas, particularmente outras doenças reumáticas, como lúpus, causas infecciosas e algumas formas de câncer infantil.

Portanto, o diagnóstico da AIJ requer conhecimento especializado, envolvendo avaliação da história, exame físico, alterações laboratoriais e exames de imagem.

Tratamento

O tratamento da AIJ requer uma equipe multidisciplinar incluindo reumatologistas pediátrico/adulto, oftalmologistas, fisioterapeutas e ortopedistas com experiência na abordagem dessa doença.

Os objetivos do tratamento são aliviar a dor e a inflamação, prevenir o desenvolvimento de lesões articulares irreversíveis, preservando a função e a mobilidade articular, e atingir a remissão da doença.

O tratamento medicamentoso depende do tipo de acometimento da doença e, assim como descrito para as demais artrites inflamatórias, envolve o uso de remédios para alívio sintomático e medicamentos modificadores da doença, porém com uso guiado pela necessidade de cada caso e pela idade da criança afetada.

PONTOS-CHAVE

- **Artrite reumatoide**
  - A AR é uma doença reumatológica crônica.
  - O tratamento medicamentoso é altamente eficiente no controle dos sintomas e no bloqueio da evolução da doença.
  - Sem tratamento a doença evolui de forma progressiva e incapacitante.
  - O quadril é uma das articulações que podem ser acometidas pela AR, às vezes de forma grave e limitante. O envolvimento do quadril geralmente ocorre associado ao envolvimento de outras articulações.
  - O tratamento precoce leva a melhores resultados.

- **Espondiloartropatias**

  Espondilite anquilosante
  - Dor lombar que piora após o repouso, melhorando com o movimento, é o principal sintoma sugestivo da espondilite.
  - Os sintomas da espondilite se iniciam mais comumente ao redor dos 20 anos de idade.

- A espondilite pode afetar a coluna e as articulações dos membros, sendo o quadril uma articulação frequentemente acometida.
- Alguns pacientes têm envolvimento ocular, intestinal ou cutâneo.
- Sem tratamento a doença pode evoluir com deformidades incapacitantes.
- Novos tratamentos são muito eficientes no controle da doença.

Artrite psoriática

- A artrite psoriática pode ter muitas formas de apresentação, variando de quadros bem leves e ocasionais até quadros crônicos, podendo causar deformidades.
- Geralmente a artrite aparece em pessoas que sofrem com a psoríase cutânea há muito tempo. Às vezes a artrite é diagnosticada antes do quadro cutâneo, que pode ter passado despercebido ou ter sido não diagnosticado corretamente.
- O quadril é acometido em uma minoria de casos com artrite psoriática, mas pode ocorrer de um lado ou bilateralmente, causando dor e limitação.
- O tratamento precoce é essencial para evitar deformidades.
- O tratamento apropriado melhora os sintomas e evita a destruição da articulação.

Artrite idiopática juvenil

- Artrite idiopática juvenil é um termo envolvendo várias formas de artrite crônica que afetam crianças com menos de 16 anos de idade.
- Além do quadro articular, o envolvimento ocular é uma manifestação frequente em alguns tipos de AIJ.
- Sem tratamento a doença pode evoluir com sequelas importantes.
- O quadril é frequentemente acometido, podendo causar dor e limitação de movimentos.
- O tratamento atual é bastante eficiente, permitindo uma qualidade de vida normal e muitas vezes a remissão da doença.
- O tratamento envolve uma equipe multiprofissional familiarizada com a doença.

Você gostou do assunto?

Caso queira se aprofundar mais, compartilhamos aqui alguns links importantes. Escaneie os QR-codes abaixo para acessá-los:

https://www.reumatologia.org.br/

https://artritereumatoide.blog.br/encontrar/

https://arthritis.org/

Bibliografia consultada

Coates LC. Therapy strategies in psoriatic arthritis. Clin Exp Rheumatol. 2015;33(Suppl. 93):S70-S72.

Knupp S, Oliveira F, Santos FPST. Artrite idiopática juvenil. In: Vasconcelos JTS. Livro da Sociedade Brasileira de Reumatologia. 1.ed. Barueri: Manole; 2019.

Smolen JS, Aletaha D, McInnes IB. Rheumatoid arthritis. The Lancet. 2016 Oct 22;388(10055):2023-38.

Taurog JD, Chhabra A, Colbert RA. Ankylosing spondylitis and axial spondyloarthritis. N Eng J Med 2016 June 30;374:26.

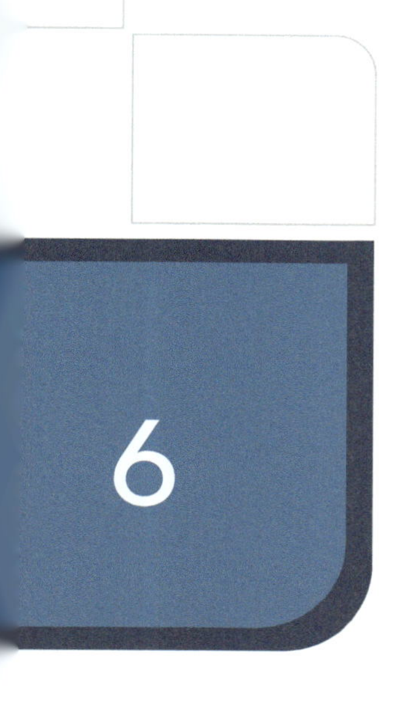

6 PUBALGIA

Arthur Góes
Leandro Ejnisman

Antes de iniciar a leitura, convidamos você, leitor, a tentar responder algumas perguntas sobre este assunto. Para isso, escaneie este QR-code com seu celular

Introdução

A pubalgia, dor no púbis e ao seu redor, é comum e pode acometer gestantes, atletas de alto rendimento ou praticantes de atividades físicas de qualquer nível. Essa região da sínfise púbica apresenta características específicas: trata-se de uma zona de transição entre o abdome e os membros inferiores (Figura 6.1).

A parede abdominal, os órgãos intrapélvicos, o canal inguinal, os nervos que cruzam essa zona de transição e as estruturas musculoesqueléticas podem ser a causa da dor (Figura 6.2).

Este texto tem o objetivo de introduzir o tema ao leitor, esclarecer os termos utilizados e despertar a curiosidade por um estudo mais aprofundado no assunto.

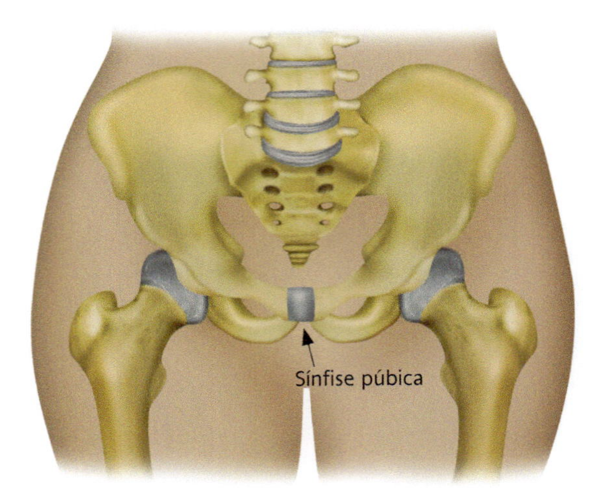

Figura 6.1 | **A sínfise púbica é uma das articulações semimóvel da bacia.**

Fonte: Desenvolvida pela autoria.

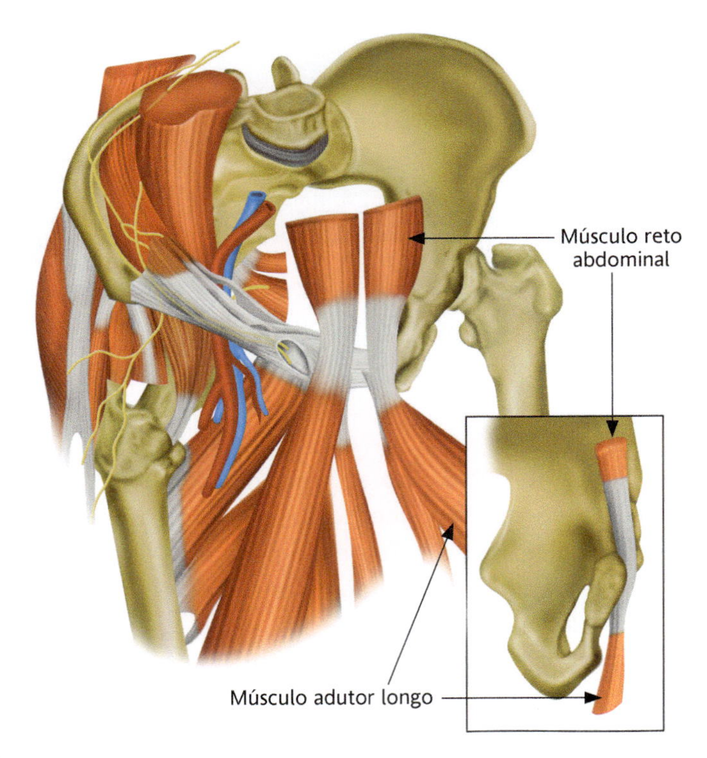

Figura 6.2 | **A pubalgia ocorre em uma região complexa, com grande confluência de músculos, veias, artérias e nervos. O detalhe demonstra a continuidade dos tendões do músculo reto abdominal e adutor longo.**

Fonte: Desenvolvida pela autoria.

6.1 O que é a pubalgia?

O termo "pubalgia", apesar de ser comum no meio ortopédico, não é encontrado nos dicionários. Seu nome é derivado da associação entre a estrutura anatômica púbis (ou pube) e o sufixo -algia, que remete a dor. Vários termos são utilizados como sinônimos no dia a dia (pubialgia, pubeíte, sinfisite púbica, osteíte púbica, pubalgia do atleta, hérnia do esportista e estiramento adutor), mas existem pequenas diferenças entre eles. Os sintomas podem ser imprecisos, podendo assim haver dificuldade do paciente para descrever a sua queixa. Por último, existem outras doenças que não estão relacionadas com a pubalgia, mas, como os sintomas são parecidos, confundem o diagnóstico. Devido a esses motivos, o diagnóstico preciso da pubalgia é desafiador, e muitas vezes o paciente procura diversos profissionais antes do diagnóstico adequado.

A pubalgia é caracterizada por quadro de dor na sínfise púbica e com possível irradiação para estruturas ao seu redor, como parte inferior do abdome, virilha (região inguinal), saco escrotal ou vulva e face interna (medial) da coxa. Os seus sinônimos são pubeíte, sinfisite púbica e pubialgia (um termo mais antigo). O termo "osteíte púbica" representa as alterações que acontecem a sínfise devido ao estado avançado de lesão.

6.2 Quem acomete?

Os principais grupos acometidos pela pubalgia são os atletas profissionais, amadores, praticantes de atividade física irregular (jogadores de final de semana) e gestantes.

Durante as atividades de corrida, chutes e mudanças súbitas de direção, o esforço intenso localizado sobre a sínfise causa movimentos de cisalhamento, instabilidade e dor. A pubalgia também pode ser causada por trauma direto (contusão) em atividades diárias, quedas ou prática esportiva.

Em relação às gestantes, elas sofrem ação hormonal e apresentam relaxamento da sínfise púbica. Passam a ter dor progressiva devido ao aumento da instabilidade, da sobrecarga e do esforço nessa estrutura.

> **Você sabia...**
>
> A pubalgia pode ser confundida com uma série de doenças abdominais, do sistema urinário e do sistema reprodutor masculino ou feminino. Por isso, um bom ortopedista de quadril geralmente faz uma investigação completa. Não se assuste se ele encaminhar você para um médico de outra especialidade. É para o seu bem!

6.3 Quais as causas?

A causa mais frequente de pubalgia é o desequilíbrio de forças entre músculos adutores do quadril (adutor curto, adutor longo, adutor magno, pectíneo, grácil e obturatório externo) e os músculos abdominais (reto do abdome, transverso do abdome, oblíquo externo e interno) (Figura 6.2). Esses músculos se inserem no osso da pube (sínfise da pube). Enquanto os adutores tracionam a sínfise para baixo, os músculos abdominais a tracionam para cima. O desequilíbrio entre essas forças colabora para o cisalhamento e abertura da sínfise, causando dor (Figura 6.3).

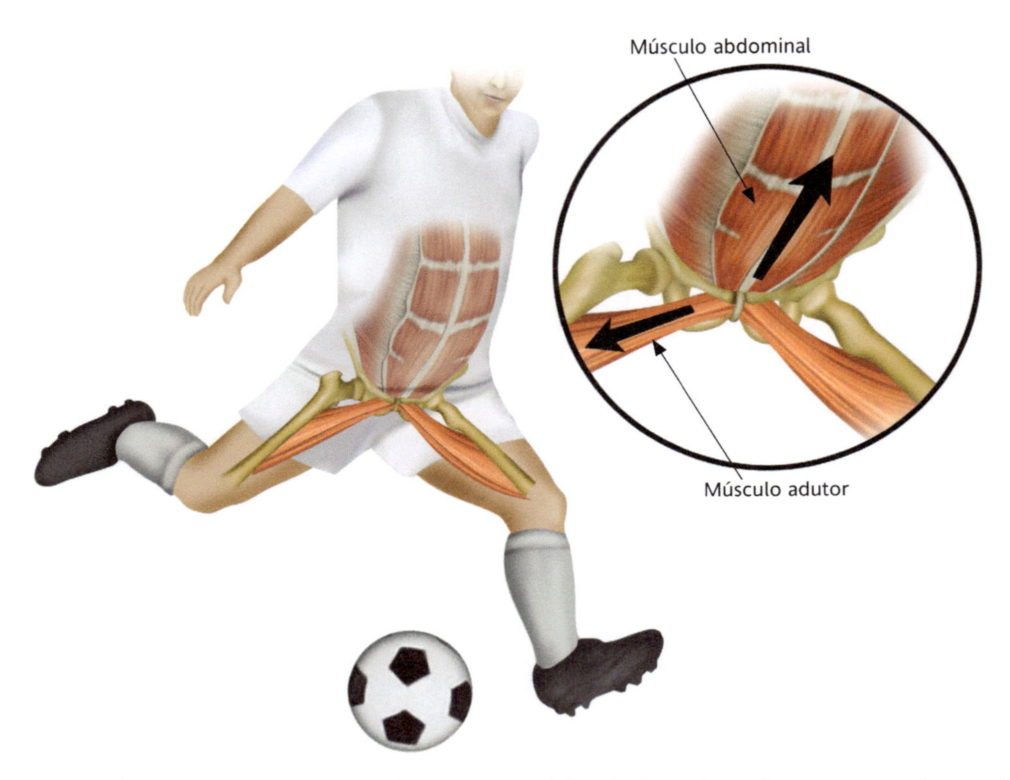

Figura 6.3 | Durante o chute, os músculos reto abdominal e adutor longo apresentam ação contrária na sínfise púbica, levando a uma força de cisalhamento local.

Fonte: Desenvolvida pela autoria.

Essas forças são exercidas mais intensamente durante as atividades que envolvem corridas, chutes e mudanças de direção, como futebol, hóquei no gelo, futebol americano, tênis, corrida, etc. É interessante observar que, no caso do futebol, os atletas que jogam na posição "de lateral" apresentam a pubalgia com maior frequência, e isso pode ser explicado porque nessa posição os arranques e cruzamentos acontecem mais vezes.

Durante a marcha os músculos adutores são ativados no meio da fase de apoio e permanecem assim durante toda a fase de balanço (são chamados de músculos aceleradores). Como durante as corridas e os arranques a fase de apoio diminui, nessas situações eles são exigidos de maneira intensa e constante, explicando a sobrecarga na musculatura e, consequentemente, na sínfise púbica.

É conhecido o fato de que o "encurtamento muscular", isto é, a falta de alongamento, contribui para o aparecimento da pubalgia. Com a musculatura adutora encurtada, é preciso um esforço muito maior para realizar o gesto esportivo necessário ou desejado para a atividade praticada. Nesses casos, os adutores funcionam de modo muito parecido com "rédeas presas" na sínfise e que tracionam o púbis em sua direção.

Existem estudos recentes que estabelecem uma ligação entre o impacto femoroacetabular (IFA) (ver Capítulo 2) e a pubalgia. A colisão entre o fêmur e o acetábulo durante movimentos repetidos pode levar a uma sobrecarga na sínfise púbica, causando dor tanto no quadril como na pube. Além do mais, os pacientes que apresentam diagnóstico de IFA com frequência possuem diminuição da amplitude de movimentos do quadril, que também pode estar associado com pubalgia. Portanto, é importante descartar o IFA em pacientes que apresentam pubalgia, pois ambas as doenças podem apresentar sintomas semelhantes.

Alguns raros casos de pubalgia podem ser decorrentes de infecção na sínfise púbica. Processos infecciosos no organismo, de origem distante da sínfise, podem atingir este local através da circulação sanguínea (via hematogênica). Outra forma de acometimento seria a inoculação direta da bactéria na sínfise púbica, como nas infiltrações locais ou cirurgias próximas dessa região, por exemplo, o parto cesáreo.

Existem outros diagnósticos diferenciais para a pubalgia, como veremos a seguir.

O estiramento dos adutores, ou lesão adutora, é uma tendinopatia (inflamação e degeneração do tendão) de início gradual e progressiva, com dor muito próxima à sínfise, que pode evoluir com piora das lesões musculotendíneas.

A hérnia inguinal é um enfraquecimento da parede abdominal que pode causar dor na mesma região e aparecer aos esforços ou durante atividades físicas. Em casos de dúvida diagnóstica, é recomendada a avaliação de um cirurgião geral, além da avaliação do ortopedista.

A fratura por estresse dos ramos púbicos ou do colo do fêmur precisa ser lembrada, principalmente quando há indícios de sobrecarga de esforço (mudança nas características dos treinos ou *overtraining* – "excesso de treino").

Outras tendinopatias, como do iliopsoas e reto femoral, e dores extra-articulares do quadril (contraturas e dores miofasciais), precisam ser excluídas.

As doenças próprias de cada sexo, ginecológicas e urológicas, necessitam de avaliação específica, pois também causam sintomas parecidos. Por último, avaliar a presença de tumores locais também é necessário.

6.4 Como se manifesta?

A dor é localizada na sínfise púbica e irradia para as estruturas adjacentes, como o abdome inferior, região inguinal, escroto ou vulva e a face interna (medial) da coxa.

O sintoma, inicialmente, aparece durante o esforço físico e tende a melhorar com o repouso. Com a progressão da doença, a dor pode ser agravada e tornar-se constante.

Clinicamente

É comum o paciente mancar no início da marcha ao se levantar da posição sentado. Há dor ao palpar a região da sínfise púbica, bem como da musculatura do reto abdominal e/ou adutores. A dor na sínfise pode ser reproduzida durante a realização de uma abdominal contra resistência, bem como durante o apoio monopodálico (*single leg test*), no qual se pede ao paciente para se equilibrar sobre apenas uma perna.

Para descartar a possibilidade de hérnia inguinal, uma das manobras que pode ser feita é a de Valsalva, que consiste em prender a respiração, segurando o nariz com os dedos e forçando a saída de ar, o que aumenta a pressão no interior do abdome.

Radiologicamente

Os exames complementares são variados, dependem do tempo de evolução e da gravidade dos sintomas.

Nos quadros iniciais, as radiografias podem não mostrar alterações evidentes. Diferentemente dos casos mais crônicos, em que sinais de osteíte púbica estão presentes, como alargamento da sínfise, desnivelamento dos ramos da pube, esclerose, cistos e irregularidades na sínfise. Também é importante avaliar os quadris na busca de sinais associados ao IFA.

A ultrassonografia permite avaliar a presença de hérnias, pesquisar possíveis tendinopatias e até mesmo analisar a sínfise.

A ressonância magnética é o exame de escolha, e deve ser realizada com foco na sínfise púbica. Consegue avaliar o abdome, a sínfise, o quadril e os adutores. Os sinais mais comuns são o edema ósseo na sínfise e a tendinopatia (ou tendinite) dos adutores e do músculo reto abdominal. Também podem ser encontrados lesão da fibrocartilagem da sínfise e edema periarticular.

6.5 Quais as consequências?

A pubalgia causa dor e impotência funcional, ou seja, incapacidade, perda de força e de desempenho.

Inicialmente a limitação acontece durante os esforços, mas com a piora dos sintomas, as tarefas simples do dia a dia são prejudicadas, como caminhar, agachar, levantar ou movimentar-se livremente. Carregar peso ou realizar esforços pode ser muito difícil e dolorido. Essa piora do quadro pode ser consequente à evolução para uma osteíte púbica grave.

6.6 Tratamentos possíveis

O melhor tratamento é sempre a prevenção. Manter um bom condicionamento físico e perceber o limite de cada corpo é fundamental. Realizar atividades físicas sob orientação adequada de um profissional é uma alternativa segura na maioria das vezes.

Em 2007, a FIFA publicou um programa de saúde e prevenção de lesões nos atletas de futebol, chamado FIFA 11+. Esse programa apresenta 11 exercícios físicos que devem ser realizados pelos jogadores nos treinamentos. Um dos focos principais é o fortalecimento do core (musculatura abdominal). Dessa maneira, o FIFA 11+ atua como prevenção da pubalgia, e pode ser um dos motivos da diminuição dos casos observados no consultório.

Todos os diagnósticos diferenciais devem ser pesquisados e, se confirmados, tratados de acordo com a necessidade. Por exemplo, uma hérnia sintomática deve ser operada por um cirurgião geral.

Uma vez diagnosticada a pubalgia, o tratamento de escolha é na maior parte das vezes conservador, isto é, sem cirurgia. Na fase inicial de tratamento, utilizam-se analgésicos e anti-inflamatórios para aliviar os sintomas e facilitar a aderência ao tratamento fisioterápico.

Recomenda-se a modificação das atividades físicas. Ou seja, adaptação dos exercícios, diminuição da frequência e intensidade. Eventualmente, o afastamento completo da prática esportiva pode ser necessário. Inicia-se um programa de fisioterapia personalizado. Inclui as fases de analgesia, alongamento e fortalecimento muscular. Se for possível, está indicada uma avaliação física completa, com dinamometria, análise biomecânica, provas funcionais e de gesto esportivo. A reabilitação é progressiva, respeitando a melhora dos sintomas e o reequilíbrio de forças musculares do abdome e dos adutores.

O acompanhamento é clínico, com avaliação seriada no consultório. Manter um contato próximo com o fisioterapeuta é muito importante para compreender a evolução do paciente e auxiliar o fisioterapeuta durante a reabilitação.

A infiltração local alivia os sintomas, mas pode não ser curativa, pois a origem do problema está relacionada à alteração da biomecânica.

A cirurgia está indicada nos pacientes que mantêm o exame clínico com dor e incapacidade funcional apesar do tratamento. Existem diversas técnicas cirúrgicas descritas. Em uma das técnicas, preferida pelos autores, é realizada uma incisão sobre a sínfise púbica. Por essa incisão única é realizada uma tenotomia parcial (corte parcial do tendão) dos músculos adutores e/ou do músculo reto abdominal, conforme a necessidade. O objetivo da cirurgia é reequilibrar as forças da região.

Em relação às gestantes, na maioria das vezes a pubalgia melhora algumas semanas depois do parto. Somente nos casos graves e com sintomas persistentes está indicado o tratamento cirúrgico.

As pubalgias infecciosas, por sua vez, devem ser tratadas com antibiótico e cirurgia. Alguns casos necessitam de drenagem dos abscessos e coleta de material para cultura, que guiará a antibioticoterapia mais precisamente.

PONTOS-CHAVE

- A pubalgia acomete principalmente praticantes de atividade física, especialmente esportes com mudanças rápidas de direção, como o futebol.
- A pubalgia causa dor na região púbica (parte inferior do abdome), região interna das coxas e virilha.
- O diagnóstico é realizado por meio da história clínica, do exame físico minucioso e dos exames de imagem, como radiografia, ultrassonografia e ressonância magnética.
- O quadro clínico pode ser muito amplo e vago, o que pode dificultar o diagnóstico.
- O tratamento inicial é realizado com medicação, repouso e fisioterapia. Durante a reabilitação, o foco principal é o reequilíbrio e o fortalecimento adequado dos grupos musculares, incluindo o ***core*** (musculatura abdominal).
- Nos casos em que a reabilitação não funciona, a cirurgia pode ser indicada.

Bibliografia consultada

Birmingham PM, Kelly BT, Jacobs R, McGrady L, Wang M. The effect of dynamic femoroacetabular impingement on pubic symphysis motion: a cadaveric study. Am J Sports Med. 2012 May;40(5):1113-8.

Bizzini M, Dvorak J. FIFA 11+: an effective programme to prevent football injuries in various player groups worldwide-a narrative review. Br J Sports Med. 2015 May;49(9):577-9.

de Queiroz RD, de Carvalho RT, de Queiroz Szeles PR, Janovsky C, Cohen M. Return to sport after surgical treatment for pubalgia among professional soccer players. Rev Bras Ortop. 2014 May;49(3):233-9.

Frank JS, Gambacorta PL, Eisner EA. Hip pathology in the adolescent athlete. J Am Acad Orthop Surg. 2013 Nov;21(11):665-74.

Gomes CTS. Pubialgia. Rev Bras Ortop. 1997;32(12):949-53.

Grava JP, Fallopa F, Siqueira D, Cruz ARS. Tratamento cirúrgico da pubalgia em jogadores de futebol profissional. Rev Bras Ortop. 2005;40(10):601-7.

Lynch TS, Bedi A, Larson CM. Athletic hip injuries. J Am Acad Orthop Surg. 2017 Apr;25(4):269-79.

Mei-Dan O, Lopez V, Carmont MR, McConkey MO, Steinbacher G, Alvarez PD, et al. Adductor tenotomy as a treatment for groin pain in professional soccer players. Orthopedics. 2013 Sep;36(9):e1189-97.

Minnich JM, Hanks JB, Muschaweck U, Brunt LM, Diduch DR. Sports hernia: diagnosis and treatment highlighting a minimal repair surgical technique. Am J Sports Med. 2011 Jun;39(6):1341-9.

Taylor DC, Meyers WC, Moylan JA, Lohnes J, Bassett FH, Garrett WE Jr. Abdominal musculature abnormalities as a cause of groin pain in athletes: inguinal hernias and pubalgia. Am J Sports Med. 1991 May;19(3):239-42.

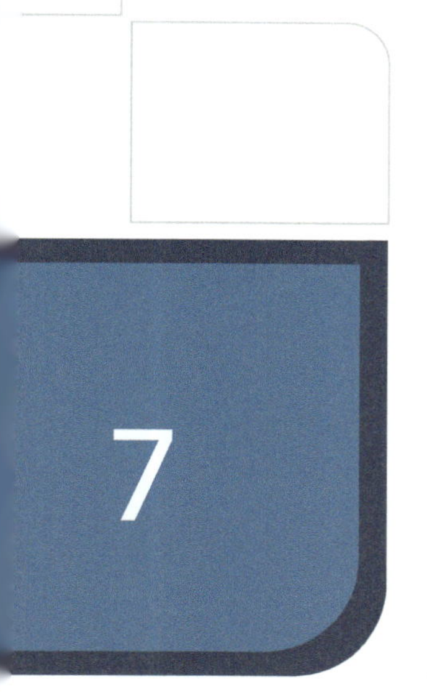

ALTERAÇÕES DO ASSOALHO PÉLVICO E OUTRAS ALTERAÇÕES GINECOLÓGICAS

Luciana Pistelli
Andreia Maria de Lima Oliveira

Antes de iniciar a leitura, convidamos você, leitor, a tentar responder algumas perguntas sobre este assunto. Para isso, escaneie este QR-code com seu celular

Introdução

A pelve é formada pelos ossos da bacia (púbis, ísquio, ílio) e coluna (sacro), e contém as vísceras pélvicas. Ela promove a união e a transferência de carga da coluna vertebral para os membros inferiores. O assoalho pélvico é o conjunto de músculos, fáscias (lâminas de tecido que revestem os músculos) e ligamentos, que sustentam e suportam os órgãos pélvicos (uretra, bexiga, útero, vagina, próstata, reto e ânus), nervos e vasos locais (Figura 7.1).

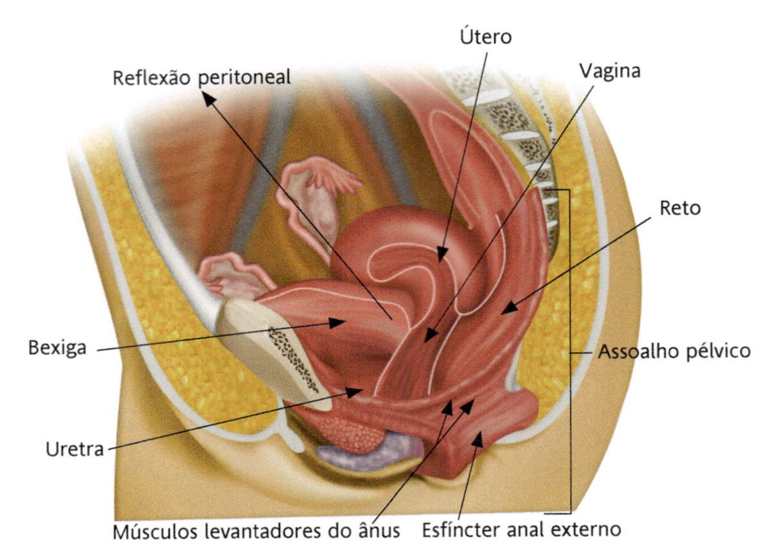

Figura 7.1 | Imagem interna da pelve, vista de lado, mostrando as estruturas que compõem o assoalho pélvico.

Vícios posturais e movimentos adquiridos devido à dor, ou qualquer outra alteração nessas estruturas, podem gerar falha na transmissão de carga durante as atividades. Isso leva à sobrecarga dos ligamentos e músculos da pelve e, consequentemente, alteração da função do assoalho pélvico, como incontinência urinária e fecal, dificuldade para urinar ou evacuar, dor à penetração vaginal, prolapsos e dor pélvica crônica. *Algumas alterações nas funções (disfunções) do assoalho pélvico e ginecológicas podem se manifestar com sintomas de dor na virilha (região inguinal), no quadril,* na região lombar baixa ou nas nádegas.

7.1 Alterações de assoalho pélvico associadas à dor no quadril

As alterações em uma ou mais funções do assoalho pélvico são conhecidas como disfunções do assoalho pélvico. Elas podem afetar função sexual, contenção/sustentação dos órgãos pélvicos, armazenamento e eliminação de urina e/ou fezes. Essas disfunções acometem principalmente mulheres após a quinta década de vida, mas podem ocorrer em qualquer sexo ou faixa etária. As mais comuns são os prolapsos genitais, a incontinência urinária e fecal, a bexiga hiperativa, a constipação, a evacuação obstruída e a dor miofascial do assoalho pélvico. Dentre elas, o prolapso genital e a dor miofascial podem gerar dor irradiada para pelve, quadril e/ou membros inferiores.

Prolapsos genitais

O que são?

São o descenso de um ou mais órgãos pélvicos através da vagina, consequentes a lesões ou enfraquecimento dos músculos, da fáscia e/ou dos ligamentos do assoalho pélvico (Figura 7.2).

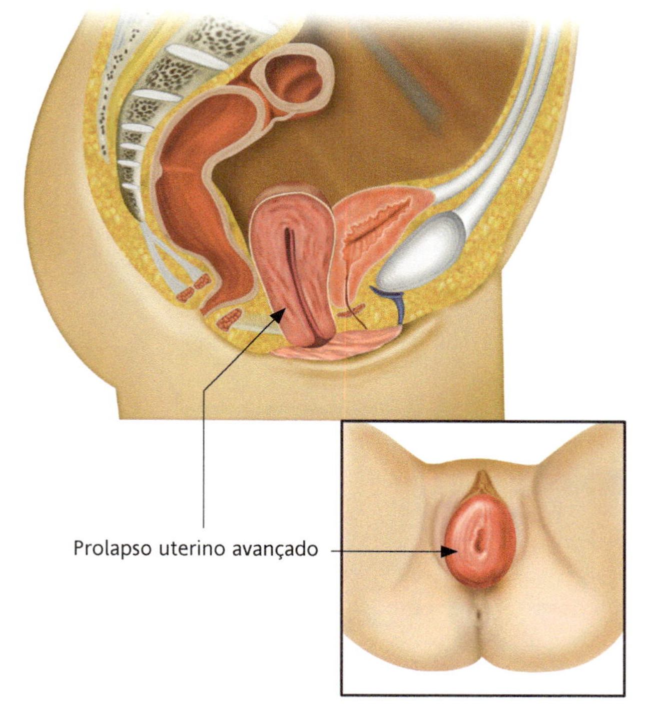

Figura 7.2 | **Observe o descenso do útero (prolapso uterino) nas imagens.**

Os principais fatores de risco são a gestação, o parto vaginal (em especial assistido por fórcipe ou vácuo-extrator) e o envelhecimento. O diagnóstico dos prolapsos genitais é clínico, baseado na queixa clínica e no exame físico ginecológico.

Como se manifestam?

Clinicamente se manifestam com sintoma de sensação de abaulamento vaginal e são comumente associados a:

- alterações urinárias: vontade urgente e frequente de urinar, despertar à noite pela vontade de urinar e perda urinária,
- alterações evacuatórias: dificuldade para eliminar as fezes,
- e alterações sexuais: dor ou dificuldade de ter relações sexuais.

A distensão dos ligamentos que sustentam a vagina pode causar dor lombar, em baixo ventre e na virilha (região inguinal).

Tratamento

O uso de pessários vaginais (Figura 7.3) alivia a dor causada pelos prolapsos e é uma opção de tratamento não cirúrgico. O tratamento definitivo dos prolapsos genitais é cirúrgico, utilizando diversas técnicas por abordagem vaginal ou abdominal/laparoscópica, a depender do tipo e classificação do prolapso. A correção do prolapso leva à resolução da dor em mais de 80% das pacientes.

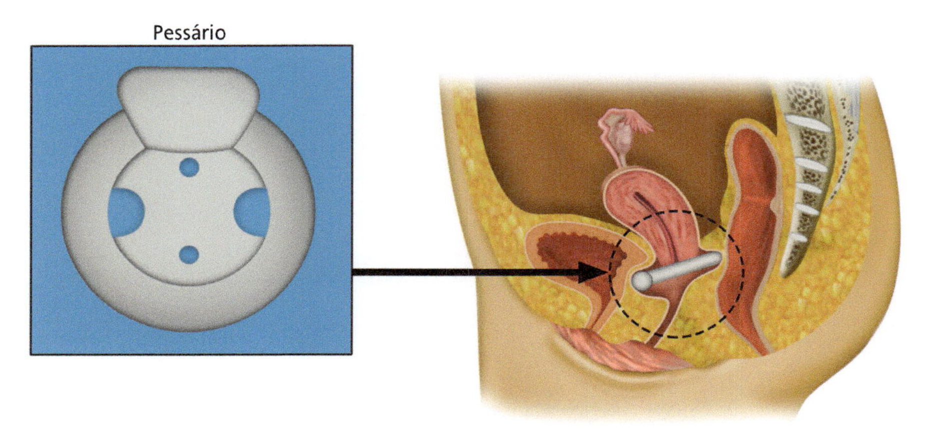

Figura 7.3 | Imagem de pessário e seu posicionamento na vagina.

Dor pélvica miofascial

O que é?

É a dor relacionada à musculatura do assoalho pélvico e respectiva fáscia. Existe, geralmente, a presença de encurtamento e sensibilidade na musculatura do assoalho pélvico, nódulos palpáveis, bandas de tensão e pontos que desencadeiam dor ao serem pressionados (pontos gatilho). Seu diagnóstico é feito ao exame clínico especializado.

Como se manifesta?

A dor é mais comumente referida no períneo, vagina, uretra e reto, porém pode acometer o abdômen, região lombar, virilha (região inguinal), quadril, nádegas e membros inferiores. Além de poder ser exacerbada pelo estresse, pode ser desencadeada pela palpação dos pontos gatilho. A tensão muscular pode levar à diminuição da circulação sanguínea local, perpetuando a dor em um ciclo vicioso. Acomete ambos os sexos, principalmente as mulheres.

É ainda pouco investigada, diagnosticada e, consequentemente, pouco tratada na prática clínica, tendo-se em vista que a maioria dos ginecologistas não realiza a palpação da musculatura de assoalho pélvico durante o exame de suas pacientes.

Tratamento

A principal modalidade terapêutica é a fisioterapia de assoalho pélvico, a ser realizada por profissional especializado, com uso de técnicas de massagem e liberação miofascial dos pontos de tensão, *biofeedback* e eletroestimulação. Outras ferramentas terapêuticas incluem a colocação de agulhas nos pontos gatilho e a injeção de anestésicos, anti-inflamatório específico (anti-homeotóxico à base de arnica) ou toxina botulínica. O uso de medicações, como relaxantes musculares, benzodiazepínicos, anticonvulsivantes e antidepressivos tricíclicos, por via oral ou tópica (supositório vaginal ou retal), pode ser necessário.

7.2 Doenças ginecológicas associadas à dor no quadril

Algumas doenças ginecológicas podem levar ao sintoma de dor no quadril, nádegas e região ciática, por outros mecanismos que não a dor miofascial. Dentre elas se destacam a endometriose, a síndrome da congestão pélvica, a neurodisfunção pélvica e a neuralgia do pudendo.

Endometriose

O que é?

É a presença de endométrio fora do útero. O endométrio é o tecido que reveste internamente o útero e descama mensalmente na menstruação. Durante a descamação, esse tecido, além de fluir pela vagina, pode atingir a cavidade pélvica através das tubas uterinas e lá se implantar, dando origem à doença. Assim como o endométrio normal, os focos implantados na pelve/abdômen sofrem estímulo hormonal e descamam, gerando inflamação crônica e dor, além de possível fibrose e aderência entre órgãos.

A endometriose é a principal causa de dor pélvica crônica na mulher e também a principal causa ginecológica de dor referida no quadril. Ela acomete cerca de 10% das mulheres no período reprodutivo de suas vidas, isto é, entre a primeira e a última menstruação.

> **Você sabia...**
> Estresse, ansiedade e fatores ambientais também parecem contribuir para o aumento da ocorrência da endometriose.

Como se manifesta?

Os principais sintomas são as cólicas menstruais intensas e, por vezes, incapacitantes, além da dor às relações sexuais. Com a evolução da doença, a dor pode se tornar constante, mesmo fora do período menstrual. Sintomas de doença mais avançada incluem dor fora do período menstrual, dor para urinar ou evacuar no período menstrual, diarreia e infertilidade. O diagnóstico é feito pela história clínica, exame ginecológico e exames de imagem específicos, como ultrassonografia especializada e ressonância magnética.

A endometriose pode acometer os nervos sacrais que cruzam a pelve em direção ao quadril, região glútea e membros inferiores, além do nervo ciático propriamente dito, levando a dor nessas regiões e simulando a dor ciática.

Tratamento

Pode ser tratada com o uso de anti-inflamatórios, anticoncepcionais hormonais (pílula, injeção, adesivo ou anel vaginal), DIU de levonorgestrel e bloqueadores hormonais. Em alguns casos em que não há melhora com o tratamento conservador ou há presença de infertilidade, pode ser necessária a remoção cirúrgica dos focos de endometriose. Para que seja eficaz em melhorar tanto a dor quanto a infertilidade, o tratamento cirúrgico deve ser completo, com remoção total das lesões.

Síndrome da congestão pélvica

O que é?

É a dor pélvica que ocorre devido à presença de varizes na região. O sangue represado nas veias pélvicas dilata as paredes desses vasos, gerando dor diretamente ou indiretamente ao comprimirem os nervos dessa região.

Como se manifesta?

Os principais sintomas são dor ou sensação de peso na região da pelve e lombar que, geralmente, pioram durante os períodos menstruais, ao ficar em pé, no final do dia, após as relações sexuais ou exercícios físicos e durante a gravidez. A dor em geral é difusa e pior de um dos lados. As pacientes também podem sentir peso na bexiga, vontade urgente e frequente de urinar, sangramento menstrual anormal e desconforto retal.

Tratamento

Pode ser feito com a ressecção cirúrgica das veias varicosas ou com a obstrução planejada do fluxo sanguíneo das varizes anômalas (embolização das varizes). A embolização leva à melhora dos sintomas na maioria das pacientes. Na presença de dor irradiada para membros inferiores ou urgência/frequência urinárias, o resultado é melhor após a remoção cirúrgica das varizes.

Neurodisfunção pélvica

O que é?

É a alteração das funções dos nervos que passam pela pelve. As regiões pélvica e abdominal são inervadas pelos plexos lombar e sacral. Esses nervos transmitem estímulos para os membros inferiores, e quando comprometidos, causam sintomas de dor, fraqueza e dormência/formigamento (parestesia) na região correspondente ao nervo afetado.

A causa mais comum de neurodisfunção dos nervos do plexo lombossacral é a compressão intrapélvica, sendo a endometriose a causa mais frequente, seguida por varizes pélvicas (congestão pélvica), fibrose e malformação vascular.

Como se manifesta?

Os sintomas estão relacionados ao local e à magnitude da compressão do nervo. A anatomia da pelve é muito complexa, e, para entender melhor, é preciso conhecer os dois plexos nervosos da região lombar e sacral, onde se origina toda a inervação da pelve e membros inferiores.

A manifestação clínica se dá por dor perineal, na região glútea, quadril ou membro inferior, geralmente unilateral, respeitando o trajeto do nervo, e pode estar associada ao desejo forte/urgente de urinar e difícil de controlar (urgência urinária).

O diagnóstico específico do acometimento das raízes nervosas desses plexos é baseado na distribuição dos achados clínicos. Seu diagnóstico pode ser desafiador quando o único sintoma é a dor, mas é facilitado no encontro de fraqueza muscular e presença de alterações de sensibilidade, dormência e/ou formigamento da área inervada pelo nervo acometido. Fazem parte da investigação diagnóstica os exames de imagem direcionados, como ressonância magnética ou ressonância magnética funcional de nervos periféricos (tractografia), e bloqueios anestésicos. O alívio de 70% da dor com o bloqueio anestésico confirma a suspeita clínica.

Tratamento

Está relacionado com a causa da neurodisfunção. Nos casos de endometriose, o tratamento é cirúrgico, com a remoção por laparoscopia da lesão de endometriose que acomete diretamente o nervo ou a liberação da fibrose que o comprime. Já nos casos de congestão pélvica, o tratamento é feito com embolização das varizes. Esse procedimento leva à melhora dos sintomas em 93% das pacientes.

O tratamento pode ser complementado com medicamentos, que modulam a informação que o nervo sensitivo traz e deve ser feito em conjunto com equipe multidisciplinar especialista no tratamento de dor crônica e fisioterapia especializada. Dores refratárias ao tratamento conservador podem ser manejadas com bloqueios anestésicos específicos, radiofrequência, neuromodulação sacral e, em último caso, o implante laparoscópico de neuromodulador, a ser implantado diretamente na raiz lombossacral acometida.

Neuralgia do pudendo

O que é?

É a dor causada pela compressão ou encarceramento do nervo pudendo. Esse nervo pode ser comprimido em seu trajeto pelo canal de Alcock (canal do pudendo) antes de originar seus outros ramos superficiais.

Como se manifesta?

Os sintomas incluem dor, sensação de picada, facada ou queimação na região do períneo e ânus, associadas com dormência/formigamento, alodínea ou hiperalgesia. A dor piora ao dobrar (fletir) o quadril, como ao sentar-se e agachar-se, e melhora ao levantar-se ou deitar-se. Pode haver sensação da presença de um objeto ou peso na vagina/reto, e dor antes, durante ou após a evacuação, além da presença de ponto gatilho à palpação do trajeto do nervo. A dor em geral é unilateral, pode ser irradiada para a virilha, quadril, nádegas e abdômen e deve ser sempre considerada no diagnóstico diferencial de pacientes com dor crônica refratária nessas regiões.

Tratamento

O tratamento consiste em repouso, uso de almofadas tipo rosca (para reduzir a pressão no trajeto do nervo), medicamentos (anticonvulsivantes e antidepressivos tricíclicos) e bloqueio seletivo do nervo pudendo com anestésico local e corticoide. Em raros casos em que ainda há persistência dos sintomas (refratários), pode ser necessária a descompressão cirúrgica.

7.3 Fisioterapia na dor pélvica crônica

A dor pélvica crônica (DPC) é definida como dor localizada na pelve, parede abdominal anterior, abaixo do umbigo, na porção lombossacral, nádegas ou região perineal, com 6 meses de duração ou mais, com intensidade suficiente para causar incapacidade funcional ou levar a tratamento médico. Estima-se que 51 a 80% das pacientes com dor pélvica crônica apresentam disfunções musculoesqueléticas, pois levam a alterações posturais e de movimento do tronco, da pelve e dos músculos do assoalho pélvico. Esses grupos musculares enfraquecidos afetam o posicionamento da cintura pélvica, diminuindo sua estabilidade, e, consequentemente, à fraqueza, ativação deficitária, atraso no relaxamento e dor ao toque desses músculos.

A atuação equilibrada dos músculos abdominais, vertebrais e do quadril mantém a posição correta da pelve, contribuindo para a atuação efetiva dos mecanismos de continência urinária e fecal, além de evitar o deslocamento dos órgãos pélvicos durante o esforço.

Avaliação fisioterapêutica

A abordagem de pacientes com DPC deve ser multidisciplinar. Antes de iniciar o tratamento é imprescindível uma avaliação detalhada, contendo a história clínica do paciente, incluindo tempo, tipo e local da dor, se está relacionada com a bexiga, intestino ou alterações musculoesqueléticas, cirurgias e tratamentos prévios, infecções, fatores que melhoram ou pioram a dor, entre outros. O exame físico é essencial para identificar ou desconsiderar pontos que resultam em DPC. A avaliação postural faz-se necessária diante das modificações posturais peculiares em pacientes com DPC.

A palpação da musculatura abdominal, adutora, abdutora do quadril e do assoalho pélvico deve ser realizada, a fim de identificar a presença de pontos gatilhos, cicatrizes indicativas de cirurgias prévias, prolapsos de órgãos pélvicos, alterações de sensibilidade, presença ou ausência de reflexos perineais.

Técnicas utilizadas na reabilitação do assoalho pélvico

A fisioterapia pélvica tem sido recomendada para o tratamento da dor pélvica crônica, dispondo de recursos que intervêm no manejo da dor, melhorando a tensão e a funcionalidade dessa região. O tratamento é conduzido para melhorar os distúrbios musculoesqueléticos, alinhamento postural, corrigir os encurtamentos e tensões musculares, favorecendo a flexibilidade, restaurando a capacidade do músculo em relaxar. Engloba os recursos de liberação miofascial, na região do quadril, abdominal e assoalho pélvico, esta última com manipulação interna e externa; cinesioterapia com exercícios que forneçam melhora da amplitude de movimento, mobilidade, flexibilidade e fortalecimento. Para tanto lançamos mão de exercícios de treinamento muscular do assoalho pélvico, exercícios de treinamento postural, eletroestimulação e *biofeedback*.

Liberação miofascial

Em pacientes com síndrome miofascial do assoalho pélvico (primária ou secundária à dor pélvica crônica), o uso da liberação miofascial tem como objetivo dessensibilizar, alongar e relaxar os músculos hiperativos, liberar pontos gatilhos e bandas de tensão. O método consiste em toque, pressões suaves, lentas e sustentadas e alongamento da musculatura de forma a relaxar os músculos, restabelecendo o tônus, a capacidade de coordenação e comprimento muscular.

O ideal é que a paciente consiga aprender e reproduzir a técnica em casa, realizando alongamento e liberação miofascial, dos membros inferiores, tronco, quadril e assoalho pélvico. Podem ser utilizados como recursos rolos de espuma e bolas, e em região do assoalho pélvico também é possível utilizar dilatadores vaginais e toque digital.

Treinamento postural

O treinamento postural envolve a reorganização de grupos musculares encurtados, incluindo os músculos extensores da região lombar, quadrado lombar, rotadores interno e externo, flexores, extensores e adutores do quadril, isquiotibiais e flexores plantares. À medida que esses músculos se apresentam encurtados, ocorre o aumento do tônus da musculatura estabilizadora do assoalho pélvico, o que desencadeia a sobrecarga da região lombopélvica e, consequentemente, uma ação modificada dos músculos abdominais e extensores lombares, podendo ainda resultar em desordem muscular na região de cabeça e pescoço.

São necessários exercícios de alongamentos direcionados aos grupos musculares envolvidos, incluindo os músculos do assoalho pélvico, além de exercícios de mobilidade e fortalecimento. No entanto, é importante avaliar o momento ideal para o início dos exercícios de fortalecimento desses grupos musculares estabilizadores.

Biofeedback

O *biofeedback* é uma ferramenta que nos permite, por meio de estímulos visuais e auditivos, treinar o paciente quanto à forma correta de contrair e relaxar o assoalho pélvico. O *biofeedback* eletromiográfico é o mais utilizado para o treinamento de relaxamento, utilizando-se de eletrodos vaginais, retais ou de superfície, que mapeiam o recrutamento motor do músculo e o nível de sua atividade.

Eletroterapia

Este método tem como objetivo propiciar um efeito terapêutico de analgesia e relaxamento. O TENS (*transcutaneous electrical nerve stimulation*) pode ser aplicado com eletrodos de superfície, e é geralmente utilizado na região suprapúbica, ou intracavitária (intravaginal ou intrarretal). Os parâmetros são programados de acordo com o tipo de dor da paciente.

A fisioterapia pélvica tem se mostrado eficaz na abordagem da dor pélvica crônica. Os recursos utilizados dependerão da etiologia da doença, com o objetivo de aliviar sintomatologia e, em casos de disfunções musculoesqueléticas, reequilíbrio das forças. A avaliação por profissional especializado permite o diagnóstico e tratamento específico.

PONTOS-CHAVE

1. Alterações de assoalho pélvico associadas à dor no quadril
   - Prolapsos genitais
     - São o descenso de um ou mais órgãos pélvicos através da vagina.
     - Sintoma mais frequente: sensação de abaulamento vaginal.
     - A distensão dos ligamentos que sustentam a vagina pode causar dor lombar, em baixo ventre e na virilha (região inguinal).
     - Tratamento inicial com pessários vaginais
     - O tratamento definitivo é cirúrgico, para correção do prolapso.
   - Dor pélvica miofascial
     - É a dor relacionada ao encurtamento, rigidez/tensão e sensibilidade na musculatura do assoalho pélvico.
     - Locais mais comuns de dor: períneo, vagina, uretra e reto.
     - Também pode haver dor em: abdômen, região lombar, região inguinal, nádegas e membros inferiores.
     - Tratamento principal: fisioterapia de assoalho pélvico
     - Outra opção de tratamento: infiltração de pontos gatilhos.
2. Doenças ginecológicas associadas a dor no quadril
   - Endometriose
     - É caracterizada pela presença de endométrio fora do útero.
     - Gera inflamação crônica e dor, além de possível fibrose e aderência entre órgãos.
     - É a principal causa de dor pélvica crônica na mulher e também a principal causa ginecológica de dor referida no quadril.
     - Tratamento: medicamentoso, DIU de levonorgestrel ou cirurgia para retirada das lesões.
   - Síndrome da congestão pélvica
     - Dor pélvica devido à presença de varizes pélvicas.
     - Principal sintoma: dor pélvica e lombar que piora no período da menstruação ou após relações sexuais e exercícios.

        - Melhora com repouso.
        - Tratamento: embolização ou remoção cirúrgica das veias varicosas.
    - Neurodisfunção pélvica
        - É a alteração das funções neurológicas dos nervos que passam pela pelve.
        - Sintomas relacionados ao local e grau da compressão do nervo.
        - As raízes nervosas do plexo lombossacral são as mais acometidas por doenças ginecológicas, como endometriose e congestão pélvica.
        - O tratamento depende da causa da disfunção.
    - Neuralgia do pudendo
        - É a dor causada pela compressão do nervo pudendo.
        - Sintomas: dor, sensação de facada ou queimação na região do períneo e ânus, associadas com dormência/formigamento.
        - A dor piora ao dobrar (fletir) o quadril, como ao sentar-se e agachar-se.
        - Tratamento: repouso, medicamentos, bloqueio anestésico. Alguns raros casos podem precisar de descompressão cirúrgica.

3. Fisioterapia na dor pélvica crônica
    - A dor é localizada na pelve, região lombossacra, nádegas e/ou períneo, com duração maior que 6 meses.
    - Sintomas: viscerais, do sistema musculoesquelético, neurológicos ou vasculares.
    - Tratamento: fisioterapia específica.
    - Técnicas fisioterapêuticas: liberação miofascial, treinamento postural e dos músculos do assoalho pélvico, *biofeedback* e eletroestimulação.

Bibliografia consultada

Berghmans B. Physiotherapy for pelvic pain and female sexual dysfunction: an untapped resource. Int Urogynecol J. 2018;29(5):631-8. doi:10.1007/s00192-017-3536-8.

Bonder JH, Chi M, Rispoli L. Myofascial pelvic pain and related disorders. Phys Med Rehabil Clin N Am. 2017;28:501-15.

Easley DC, Abramowitch SD, Moalli PA. Female pelvic floor biomechanics: bridging the gap. Curr Opin Urol. 2017;27(3):262-7. doi:10.1097/MOU.0000000000000380.

Gannuny CS, Bernardes NO. Dor pélvica crônica: desafios em diagnóstico e tratamento. In: Silva MPP, Marques AA, Amaral MTP. Tratado de fisioterapia em saúde da mulher. 2.ed. Rio de Janeiro: Roca; 2019. p.335-43.

Goldenberg JZ, Brignall M, Hamilton M, Beardsley J, Batson RD, Hawrelak J, et al. Biofeedback for treatment of irritable bowel syndrome. Cochrane Database of Systematic Reviews. 2019; Issue 11. Art. No.: CD012530. doi:10.1002/14651858.CD012530.pub2.

Hunter CW, Stovall B, Chen G, Carlson J, Levy R. Anatomy, pathophysiology and interventional therapies for chronic pelvic pain: a review. Pain Physician. 2018 Mar;21(2):147-67. PMID: 29565946.

Iacazio S, Foisy A, Tessier A, et al. Incidence des troubles posturaux chez les patients souffrant d'algies pelvi-périnéales chroniques [Incidence of postural disorders in patients with chronic pelvic-perineal pain]. Prog Urol. 2018;28(11):548-56. doi:10.1016/j.purol.2018.05.002.

Klotz SGR MSc, PT, HS, Schön M BSc, PT, Ketels G BA, PT, HE, Löwe B MD, Brünahl CA MD. Physiotherapy management of patients with chronic pelvic pain (CPP): a systematic review. Physiother Theory Pract. 2019;35(6):516-32. doi:10.1080/09593985.2018.1455251.

Labat JJ, Riant T, Robert R, Amarenco G, Lefaucheur JP, Rigaud J. Diagnostic criteria for pudendal neuralgia by pudendal nerve entrapment (Nantes criteria). Neurourology and Urodynamics 27. 2008;(4):306-10. doi:10.1002/nau.20505.

Lemos N, Possover M. Laparoscopic approach to intrapelvic nerve entrapments. Journal of Hip Preservation Surgery. 2015;2(2):92-8. doi:10.1093/jhps/hnv030.

Maher C, Feiner B, Baessler K, Schmid C. Surgical management of pelvic organ prolapse in women. Cochrane Database of Systematic Reviews. 2013; Issue 4. Art. No.: CD004014. doi:10.1002/14651858.CD004014.pub4.

Nasser F, Cavalcante RN, Affonso BB, Messina ML, Carnevale FC, de Gregorio MA. Safety, efficacy and prognostic factors in endovascular treatment of pelvic congestion syndrome. Int J Gynaecol Obstet. 2014;125(1):65-8. doi:10.1016/j.ijgo.2013.10.008.

Parasar P, Ozcan P, Terry KL. Endometriosis: epidemiology, diagnosis and clinical management. Curr Obstet Gynecol Rep. 2017;6:34-41. doi:10.1007/s13669-017-0187-1.

Stuge B. Evidence of stabilizing exercises for low back- and pelvic girdle pain: a critical review. Braz J Phys Ther. 2019;23(2):181-6. doi:10.1016/j.bjpt.2018.11.006.

DOR LOMBAR IRRADIADA

Flavio Murachovsky
Luciano Miller Reis Rodrigues
Alberto Gotfryd

Antes de iniciar a leitura, convidamos você, leitor, a tentar responder algumas perguntas sobre este assunto. Para isso, escaneie este QR-code com seu celular

Introdução

A coluna vertebral é a parte do esqueleto que sustenta o tronco e conecta membros superiores e inferiores. Ela protege uma importantíssima estrutura neurológica denominada medula espinhal. A medula é formada por neurônios e fibras nervosas, levando e trazendo os impulsos nervosos do cérebro ao corpo.

> **Você sabia...**
> A coluna vertebral é formada, geralmente, por 33 ossos (vértebras), que são interpostos por discos vertebrais e ligados por articulações especificas e ligamentos.

As raízes nervosas que se originam na porção mais inferior da coluna (região lombar e sacral) inervam músculos e outras estruturas dos membros inferiores. Quando ocorre compressão de alguma dessas raízes ou ramos nervosos, uma inflamação local se desenvolve e pode irradiar para o resto do nervo, causando dor nas áreas por ele inervadas.

8.1 O que é?

Dor lombar (lombalgia) é a dor localizada na região inferior da coluna (lombar). Portanto, é queixa (sintoma) e não diagnóstico da doença, que pode ocorrer por diversas causas.

Às vezes essa dor pode percorrer o trajeto do nervo ciático, irradiando em direção ao membro inferior (ciatalgia). *Dessa forma, apesar de o problema principal estar localizado na coluna, os sintomas são percebidos em local distante, como nádega, quadril e coxa*, podendo se estender até o pé (Figura 8.1). Além disso, podem estar presentes cãibras, formigamentos, anestesia, diminuição de força ou de sensibilidade.

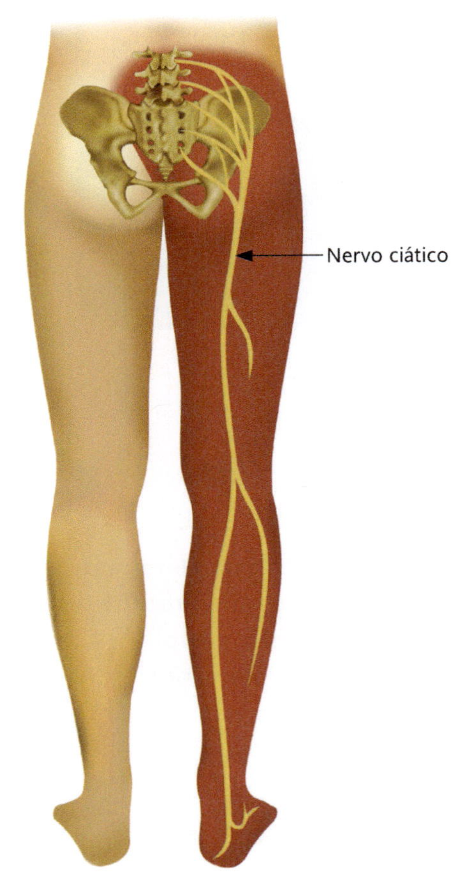

Figura 8.1 | Trajeto do nervo ciático, originando-se na coluna e percorrendo todo o membro inferior. Quando há compressão do ciático, a dor pode se estender até o pé.

Fonte: Desenvolvida pela autoria.

Quando a dor acomete a lombar e se propaga para outras partes do membro inferior, temos a dor lombar irradiada (lombociatalgia). Raramente essas dores limitam movimento do quadril, mas, devido ao fato de essa articulação estar no trajeto do nervo ciático, sua mobilização pode gerar dor e ser motivo de confusão (Figura 8.2).

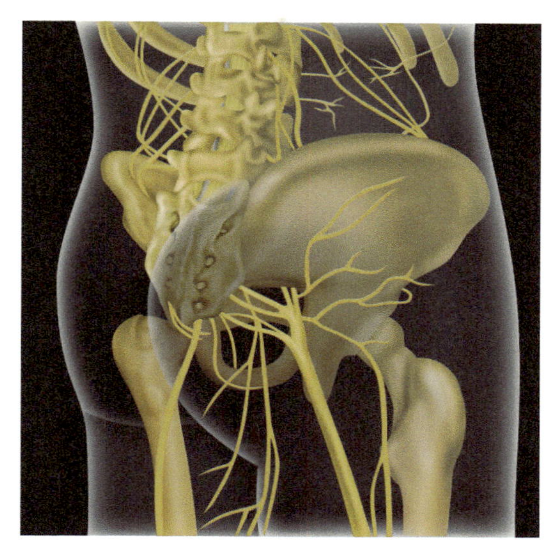

Figura 8.2 | Esquema das ramificações do nervo ciático e sua íntima relação com o quadril.

Fonte: Desenvolvida pela autoria.

8.2 Quem acomete?

A dor lombar pode aparecer nas diversas faixas etárias. É um dos problemas mais comuns em humanos, sendo que cerca de 80% das pessoas já tiveram ou vão ter dor incapacitante na coluna algum dia.

Você sabia...

A dor lombar pode ser localizada ou irradiada, dependendo da sua localização e extensão.

8.3 Quais as causas?

Existem inúmeros problemas que, sabidamente, causam dor lombar. São comuns contraturas e estiramentos musculares, além da inflamação muscular (dor miofascial). Outras causas comuns são desvios de alinhamento da coluna, como inclinação anormal para um dos lados (escoliose) ou escorregamento de uma vértebra sobre outra (espondilolistese) (Figura 8.3).

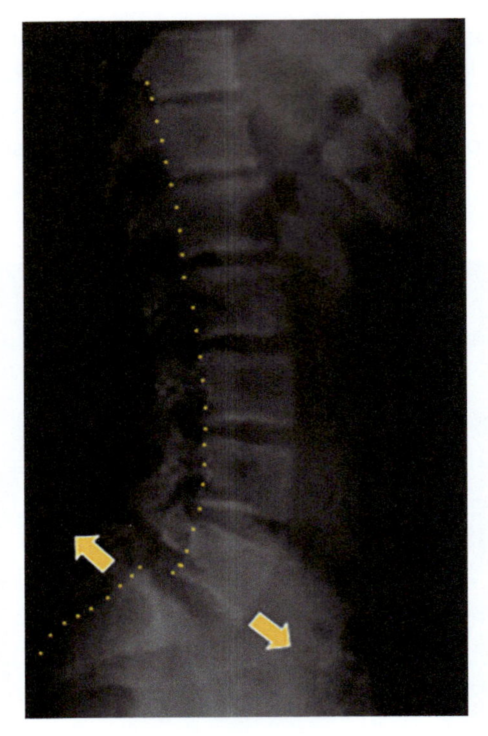

Figura 8.3 | Escorregamento entre as vértebras L5-S1 (espondilolistese).

Fonte: Acervo da autoria.

Quanto à dor lombar irradiada, as causas mais comuns de compressão neurológica na coluna são hérnia de disco, estenose do canal vertebral e espondilolistese, que explicaremos a seguir.

Hérnia de disco é termo usado para descrever o deslocamento do disco intervertebral, que é uma espécie de amortecedor de cartilagem que separa duas vértebras (Figura 8.4). Esse deslocamento ocorre após ruptura do disco envelhecido. O disco deslocado comprime a raiz nervosa local, de modo a causar inflamação local e dor que pode percorrer todo o trajeto do nervo.

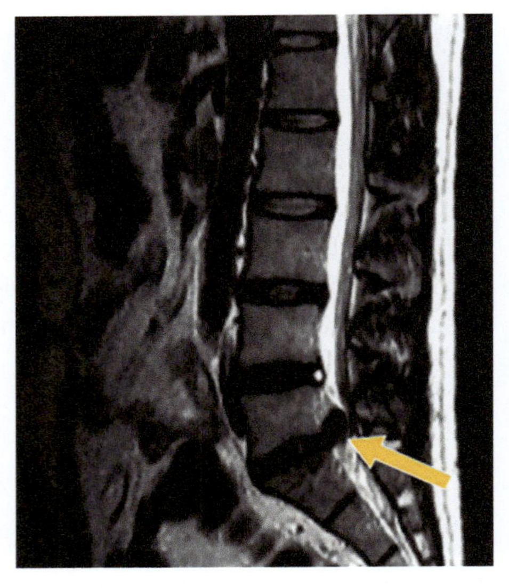

Figura 8.4 | Ressonância magnética da coluna lombar mostrando hérnia de disco extrusa L5-S1.

Fonte: Acervo da autoria.

Estenose do canal é o estreitamento lento do calibre do canal que passa no interior da coluna (canal vertebral ou medular), onde estão abrigados os nervos. Geralmente esse estreitamento do canal é processo lento, que demora décadas para causar alguma manifestação clínica. Dessa forma, acomete pessoas após a quinta ou sexta décadas de vida (Figura 8.5).

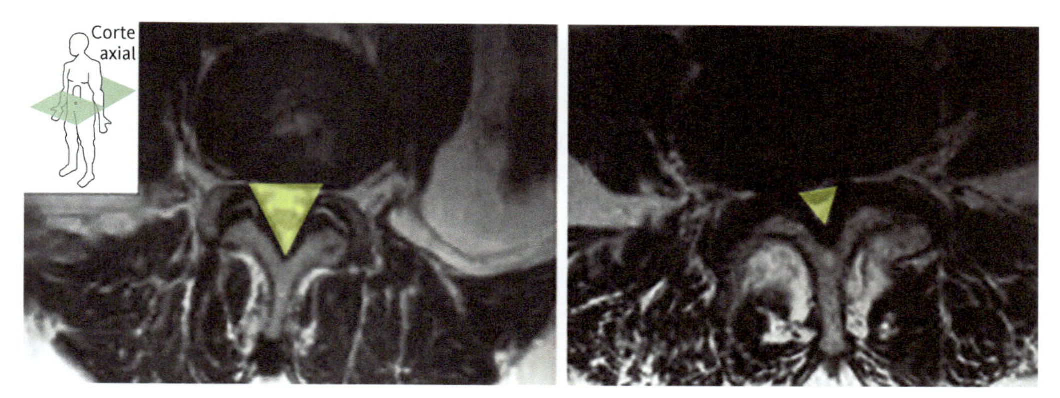

Figura 8.5 | **Ressonância magnética da coluna, corte axial. Canal vertebral, representado em amarelo, com espaço normal (imagem à esquerda), e espaço reduzido (estenose do canal) (imagem à direita).**

Fonte: Acervo da autoria.

Espondilolistese é o escorregamento de uma vértebra sobre a outra (Figura 8.3), que pode ocorrer em qualquer faixa etária. Em crianças, está relacionada a pequeno defeito ósseo, chamado espondilólise. Esse defeito promove instabilidade mecânica entre as vértebras. Em idosos, ocorre afrouxamento articular que leva a escorregamento vertebral, denominado espondilolistese degenerativa. Frequentemente há associação entre espondilolistese degenerativa e estenose do canal lombar em idosos.

8.4 Como se manifesta?

Os sintomas da dor irradiada dependem do tipo de compressão nervosa. Na hérnia de disco a dor costuma ser aguda e de forte intensidade, ao contrário da espondilolistese e da estenose de canal, cujos sintomas são mais lentos e progressivos (insidiosos). Além disso, na hérnia de disco a dor geralmente acomete um único membro inferior, enquanto na estenose de canal pode ser um ou os dois membros (uni ou bilateral).

Pacientes com hérnia de disco podem ter grande variedade de sintomas, desde ausência de queixas, dor nas costas ou dor irradiada para nádega e membro inferior. Essa variação ocorre devido ao tamanho e localização da hérnia, bem como à presença de compressão de nervo na coluna.

Classicamente, a hérnia de disco piora na posição sentada, embora isso possa variar. Na estenose do canal há melhora dos sintomas ao sentar-se e piora ao ficar em pé e caminhar. O nome dado para dor e cansaço nas pernas ao caminhar que melhora na posição sentada é "claudicação neurogênica", sintoma típico da estenose do canal lombar. Além disso, a localização da dor irradiada depende de qual nervo está sendo pressionado na coluna. Por exemplo, compressões lombares de raízes nervosas altas como L2 ou L3 provocam dor na frente do quadril e da coxa, enquanto compressões mais baixas como L5 ou S1 provocam dor glútea, podendo se estender até os pés.

A sensibilidade na região da raiz nervosa afetada pode estar diminuída ou mesmo abolida. Reflexos tendinosos como o aquileu e o patelar podem estar diminuídos no lado afetado. Casos mais graves podem apresentar perda de força na perna e até mesmo incoordenação no controle da urina.

8.5 Quais as consequências?

A maioria dos casos de hérnia de disco lombar melhoram com tratamento clínico e não deixam nenhum tipo de sequela. Entretanto, um em cada dez pacientes com dor lombar irradiada para o membro inferior em decorrência de hérnia de disco apresentará fatores complicadores como perda de força ou ausência de melhora com tratamento clínico. Nesses casos, indica-se tratamento cirúrgico. Após a cirurgia espera-se melhora importante imediata da dor. Entretanto, o processo de melhora da fraqueza muscular pode ser longo e envolve reabilitação fisioterápica. A fraqueza muscular pode demorar meses para melhorar completamente.

Casos graves de hérnia de disco negligenciados, ou seja, tratados sem cirurgia, podem evoluir negativamente, com dor crônica na perna (dor neuropática), além de fraqueza irreversível no membro.

8.6 Tratamentos possíveis

O tratamento da dor lombar irradiada tem como objetivo inicial aliviar o sofrimento do paciente.

Para casos de dor ciática (ciatalgia) sem perda de força motora ou outras complicações neurológicas, deve-se iniciar tratamento clínico. O tratamento clínico envolve repouso por curtos períodos, remédios para controlar a dor (analgésicos), anti-inflamatórios e fisioterapia.

Em algumas situações a intensidade da dor é tão forte que não ocorre melhora com medicações analgésicas habituais. Nesses casos, pode-se realizar infiltrações com medicamentos ou bloqueios anestésicos na coluna, guiados por aparelhos de imagem (Figura 8.6). Apesar do procedimento ser realizado no hospital, ele é considerado simples e seguro. Em alguns casos, pode-se evitar tratamento cirúrgico apenas com a infiltração de medicações na coluna.

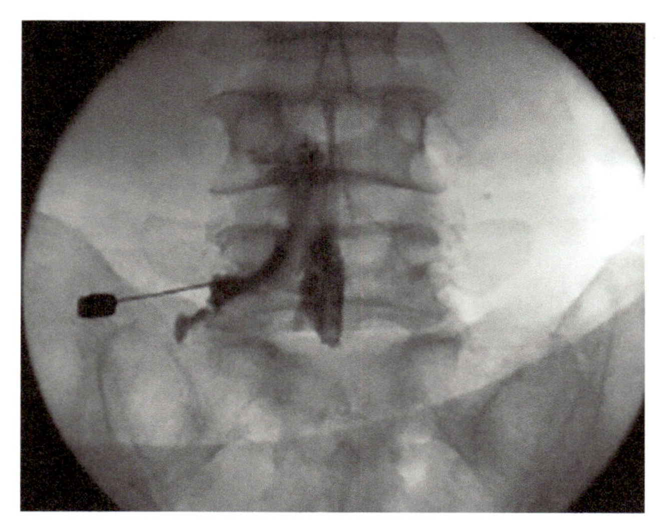

Figura 8.6 | **Exame de imagem (radioscopia) mostra infiltração da coluna (infiltração foraminal) com medicamento e contraste, que demarca o trajeto da raiz nervosa.**

Fonte: Acervo da autoria.

Cirurgia é reservada para casos que não melhoram com o tratamento conservador ou naqueles que apresentam fraqueza muscular ou outras manifestações neurológicas em decorrência da compressão nervosa na coluna. Nesses casos, a cirurgia mais frequente é a microdiscectomia para casos de hérnia de disco, ou microdescompressão do canal estreito para estenose do canal lombar. Casos de escorregamento vertebral (espondilolistese) com instabilidade associada recebem procedimento cirúrgico adicional para fusão entre as vértebras acometidas (artrodese).

PONTOS-CHAVE

- A dor lombar é um dos problemas de saúde mais comuns nos indivíduos.
- Apesar da dor lombar irradiada não limitar o movimento do quadril, a persistência de dor durante sua manipulação dificulta a determinação do local de origem da dor.
- Doenças de origem lombar podem ser manifestadas como dores na região do quadril.
- A dor lombar irradiada devido à compressão de raízes nervosas lombares altas provoca dor na frente do quadril e da coxa, enquanto compressões mais baixas provocam dor glútea, podendo se estender até os pés.
- A avaliação adequada da dor lombar irradiada por especialista é fundamental para estabelecer o correto diagnóstico e tratamento.

Bibliografia consultada

Boos N, Aebi M, eds. Spinal disorders fundamentals of diagnosis and treatment. 2008.

Buckland AJ, Miyamoto R, Patel RD, Slover J, Razi AE. Differentiating hip pathology from lumbar spine pathology. Journal of the American Academy of Orthopaedic Surgeons. 2017;25(2):e23 doi:10.5435/JAAOS-D-15-00740.

Poetscher AW, Rodrigues LMR, Féres Jr H. Doenças da coluna. 1.ed. ISBN 978-85-85162-41-2.

Vialle LR, Wang JC, Lamartina C. AO Spine Masters Series – Volume 8: Back pain. Published Date 2016-12-01; Edition 1. ISBN 139781626232303.

9

TENDINITES

Marcelo Queiroz
Fábio Abiarraj Antunes de Souza

Antes de iniciar a leitura, convidamos você, leitor, a tentar responder algumas perguntas sobre este assunto. Para isso, escaneie este QR-code com seu celular

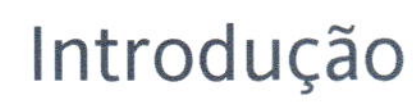

Introdução

Entre as possíveis causas de dores no quadril estão as inflamações dos tendões ou tendinites (tendinopatias), que são dores relacionadas aos tendões. Os tendões são cordões fibrosos das extremidades dos músculos que se conectam com os ossos. Eles têm a função de transmitir a força dos músculos para os ossos e, desse modo, realizar os movimentos do nosso corpo.

9.1 O que são as tendinites?

Um dos termos mais utilizados para descrever lesões nos tendões é a tendinite, que corresponde ao comprometimento do tendão, associado ou não à inflamação, provocando dor local e prejuízo da função.

A tendinite, quando chamada de tendinose, faz referência à lesão mais degenerativa sem a presença de sinais inflamatórios. Em ambos os casos a persistência da alteração pode levar a situações mais graves, como a ruptura parcial ou total das fibras do tendão, ocorrendo assim a perda de toda a função do músculo.

9.2 Quais as causas?

O mecanismo exato de desenvolvimento das tendinites e o motivo da sua dor são controversos, pois, se por um lado existem estudos que mostram a dor relacionada ao processo inflamatório do tendão, por outro lado há estudos que não encontram sinais de inflamação local. Existem atualmente três teorias principais:

- "Teoria do colágeno": o excesso de esforço no tendão causaria pequenas rupturas e inflamação local.
- "Teoria da resposta celular": o aumento ou diminuição excessivos no esforço a que o tendão é submetido levariam a alterações inflamatórias e, posteriormente, degeneração do tendão.
- "Teoria inflamatória": uma inflamação diferente da convencional aconteceria nos tendões.

As tendinopatias podem ser classificadas em relação ao tempo ou ao grau de comprometimento da estrutura do tendão (Tabelas 9.1 e 9.2).

Tabela 9.1 | Classificação das tendinopatias em relação ao tempo

Classificação	Duração de sintomas
Agudas	De 0 a 6 semanas
Subagudas	De 6 a 12 semanas
Crônicas	Acima de 12 semanas

Fonte: Desenvolvida pela autoria.

Tabela 9.2 | Classificações em relação ao grau de comprometimento da estrutura do tendão

	Duração de sintomas
Estágio 1	Irritação temporária (inflamação)
Estágio 2	Degeneração acometendo menos de 50% do corpo do tendão
Estágio 3	Degeneração acometendo mais de 50% do corpo do tendão
Estágio 4	Ruptura completa

Fonte: Desenvolvida pela autoria.

As lesões podem ocorrer por:

1. Esforços repetitivos: a prática de atividade esportiva ou jornadas de trabalho prolongadas em posições desfavoráveis com movimentos repetidos, chamada de lesões por esforço repetitivo (LER), podem causar lesões tendíneas. Esportes que envolvam saltos e mudanças bruscas de direção ou praticados de forma prolongada apresentam maior ocorrência dessas lesões. Durante sua prática existem agravantes como a falta de condicionamento e estabilização muscular, a má execução do gesto esportivo, sobrecarga e impacto.
2. Desequilíbrios e fraqueza muscular: fraqueza muscular pode levar ao desequilíbrio e ser causa do aparecimento de lesões tendíneas, por exemplo, fraqueza da musculatura profunda do abdome (***core***) pode influenciar diretamente na estabilização do quadril.
3. Degeneração tendínea: por motivos mecânicos e principalmente genéticos, os tendões podem degenerar e sofrer rupturas parciais ou totais.

Outros fatores de risco associados são:

- Obesidade e fatores metabólicos: ainda não está claro se a relação é diretamente pela sobrecarga de peso ou por fatores metabólicos relacionados à obesidade, por exemplo, hipercolesterolemia e diabetes.
- Idade avançada.
- Pós-menopausa.
- Condições reumatológicas: doenças como gota, artrite reumatoide e outras alterações reumatológicas.
- Indução por drogas: antibióticos (alguns tipos, especialmente a ciprofloxacina, podem estar associados com toxicidade e rupturas tendíneas), corticoides, estatinas (remédios para colesterol) e quimioterápicos.

Uma vez o sintoma iniciado, situações que previamente não eram desencadeadoras da dor passam a ser agravantes da lesão, como permanecer em uma posição sentado por muito tempo, subir escadas, entre outros.

Consequentemente, a pessoa com tendinite do quadril pode ter limitações nas suas atividades do dia a dia. A permanência da lesão pode piorar e degenerar o tendão, ocasionando rupturas, e em alguns casos necessitam de cirurgias.

Você sabia...

A grande força de resistência dos tendões resulta da característica das fibras de colágeno, que são espessas e se dispõem organizadamente paralelas entre si, como se fossem uma corda.

9.3 Tendinites específicas e como se manifestam

Tendinite do glúteo médio

O glúteo médio é o musculo lateral do quadril (Figura 9.1), responsável principalmente pela "abertura da perna" (abdução do quadril), e importante estabilizador da bacia. A dor mais característica é na região da nádega e lateral do quadril. Algumas vezes irradia para a face lateral da coxa até o joelho. A dor frequentemente é reproduzida ao se levantar da cadeira, subir escadas e deitar-se sobre o lado acometido.

Próximo à inserção desse músculo no fêmur está a bolsa (bursa) trocantérica, que também pode inflamar, chamada de bursite.

Tecnicamente os termos "tendinite" e "bursite" não são a mesma coisa e não estão sempre associados. O paciente pode ter somente uma bursite, somente uma tendinite ou as duas doenças ao mesmo tempo.

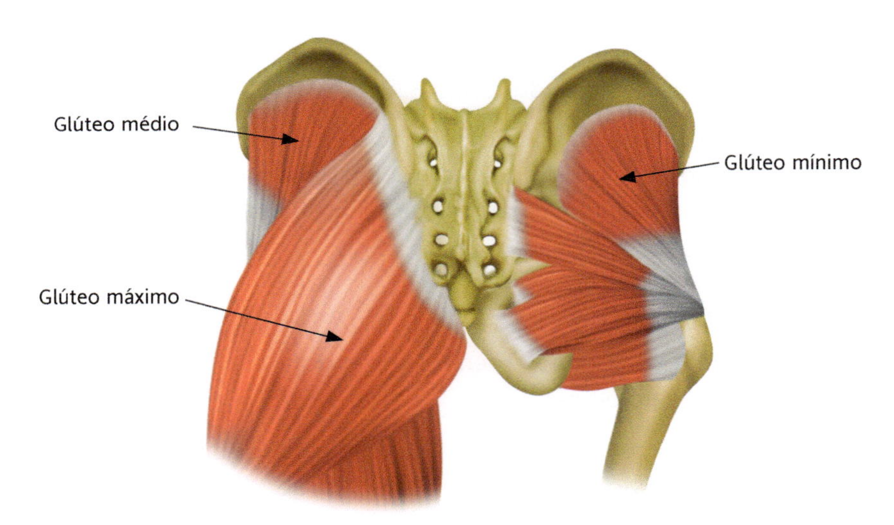

Figura 9.1 | Os três músculos glúteos do quadril.

Fonte: Desenvolvida pela autoria.

Quem acomete?

É mais frequente entre os 40 e os 70 anos e mais predominante em mulheres, provavelmente devido à anatomia da pelve, que é mais larga, levando a uma sobrecarga maior da região lateral. É o tipo de tendinite mais comum no quadril.

Outro grupo que frequentemente tem esse tipo de dor é o de atletas de alta demanda, que fazem esforços extenuantes, por exemplo, triatletas e maratonistas. Nesse grupo, que realiza esforços suprafisiológicos, existe a possibilidade de desenvolver dor por sobrecarga muscular (*overuse*), por desequilíbrio e fraqueza muscular e, por último, em situações de retorno à prática esportiva, quando o atleta tem "fôlego" para os esforços, mas a musculatura não está preparada para isso.

É frequente a coexistência de tendinites do glúteo médio e mínimo com processos de desgaste da articulação do quadril (artrose) ou com lesões articulares do quadril (impacto femoroacetabular com lesão labial, por exemplo). Existe também a possibilidade de ocorrer calcificação dentro de tendão, processo doloroso chamado de tendinite calcárea.

Uma diferenciação importante a ser feita é se a dor tem origem no quadril ou na coluna, já que algumas alterações da coluna têm irradiação para a região do quadril (ver Capítulo 8).

Fraqueza muscular do glúteo médio pode ser causa da lesão ou resultado dela, podendo ser notada por alteração durante o caminhar. Essa fraqueza leva à falta de controle da estabilidade da pelve, fazendo com que, ao permanecer sobre uma perna, o quadril "caia" para o lado oposto (Figura 9.2), resultando em um "jogo" da cintura ao caminhar ou fazer esportes.

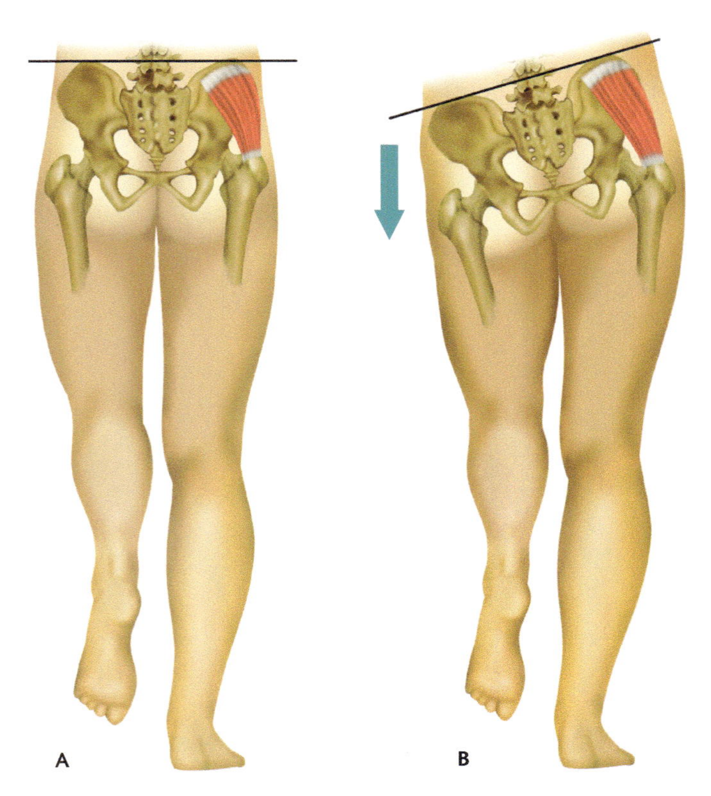

Figura 9.2 | **Ao permanecer apoiado em uma perna, (A) o normal é o quadril ficar equilibrado. (B) Sinal de Trendenlemburg: queda do quadril para a esquerda, por insuficiência do músculo glúteo médio direito.**

Fonte: Desenvolvida pela autoria.

Outra possibilidade de evolução é o processo de tendinite evoluir para uma ruptura do tendão, que pode ser parcial ou total. As rupturas parciais devem ser tratadas de forma fisioterápica inicialmente, e, caso não tenham melhora, podem ser costuradas cirurgicamente, seja por uma incisão com corte na lateral do quadril ou com cirurgia por vídeo.

Tendinite do iliopsoas

O acometimento do tendão do músculo iliopsoas resulta em dor na região da virilha (região inguinal), acompanhada ou não de estalidos. Em alguns casos, dor na região lombar pode estar presente. Pode apresentar relação com outras lesões, como impacto femoroacetabular, osteoartrite do quadril e bursite iliopectínea.

Esse músculo conecta diretamente a coluna lombar aos membros inferiores (Figura 9.3) e tem como principal função realizar a flexão e a rotação lateral (rotação externa) do quadril. Está ativo em diversos movimentos, como se sentar, andar e correr, visto que sua inserção participa ativamente do controle postural lombar e controle da pelve.

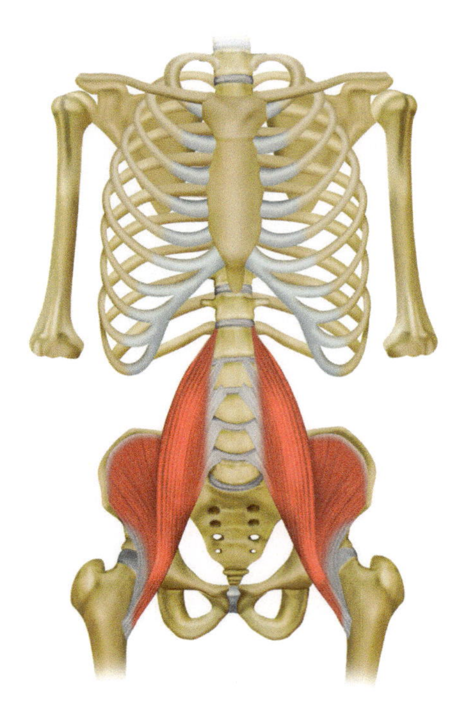

Figura 9.3 | Músculo iliopsoas, desde sua origem, na coluna, até sua inserção no fêmur.

Fonte: Desenvolvida pela autoria.

Quem acomete?

É primariamente causada por esforço repetitivo ou amplitudes extremas, principalmente do movimento de flexão do quadril. Sendo assim, praticantes de esportes como futebol, de artes marciais, de corrida e de dança estão mais expostos a esse tipo de lesão. Outra situação em que ocorre o acometimento desse músculo é em pacientes em pós-operatório de artroplastia total de quadril (prótese).

É muito importante o diagnóstico correto, pois há confusão entre tendinite do iliopsoas e lesões intra-articulares.

Tendinite dos isquiotibiais

Os músculos que compõem os isquiotibiais são o bíceps femoral, semitendinoso e semimembranoso. Esses compartilham a mesma origem na tuberosidade isquiática, que é a proeminência óssea da bacia que serve de apoio quando estamos sentados (Figura 9.4).

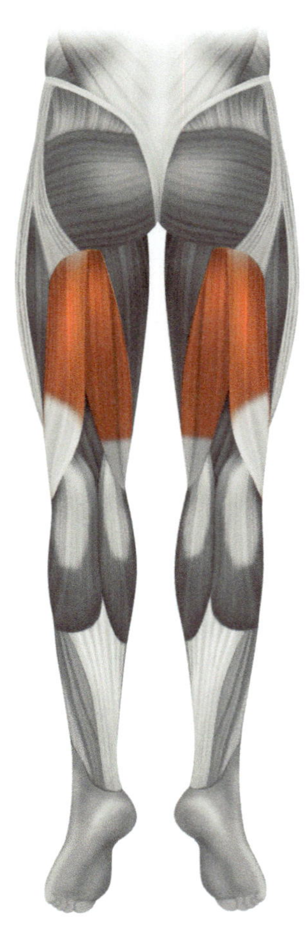

Figura 9.4 | Em vermelho, musculatura dos isquiotibiais.

Fonte: Desenvolvida pela autoria.

A tendinopatia nessa região é caracterizada por dor profunda na região da origem muscular, a tuberosidade isquiática, e pode irradiar para a região posterior da coxa, similar a uma dor ciática. Em alguns casos o nervo ciático também fica comprometido devido ao fato da inflamação do tendão ser bem próxima ao trajeto do nervo. O quadro característico dessa tendinite é uma dor pontual à palpação da tuberosidade isquiática, osso que apoiamos ao nos sentarmos.

A dor piora em situações como correr, agachar, flexionar o tronco à frente e ao sentar-se, principalmente em assentos rígidos e por tempo prolongado. A dor pode ser limitante para atividades físicas e diárias e estar presente durante o alongamento da musculatura.

Quem acomete?

A tendinopatia dos isquiotibiais é comum entre os atletas, principalmente entre os corredores (de longa distância e velocistas), praticantes de esportes com mudanças de direção e movimentos que levem a musculatura ao máximo do alongamento. Causas intrínsecas como má qualidade do tendão, fraqueza e rigidez/encurtamento muscular são predisponentes para a sobrecarga da região.

É frequente o quadro de degeneração tendínea dos isquiotibiais com ruptura parcial, que é dolorosa e prejudica as atividades do dia a dia, principalmente ao sentar-se.

9.4 Tratamento

O tratamento inicial é baseado em um diagnóstico correto do local inflamado e de possíveis fatores causais relacionados. Para tanto, é realizado exame clínico e solicitado exames de imagem, que podem ser radiografias, ultrassom ou o exame de escolha, que é a ressonância magnética.

A conduta inicial depende do diagnóstico, mas, nos casos de tendinites sem ruptura tendínea, geralmente iniciam com medicamentos para aliviar a dor, sejam eles analgésicos ou anti-inflamatórios, gelo no local inflamado, orientações quanto à ergonomia e prática esportiva e fisioterapia.

Em relação à fisioterapia, muitos recursos são utilizados para controle da dor, como o uso de ultrassom terapêutico, *laser*, liberação miofascial, entre outros. Essa terapêutica é de grande valia e auxilia principalmente no tratamento das fases iniciais. Porém o objetivo principal para que a lesão possua uma resolução positiva é conseguir modificar a estrutura do tendão alterado pela lesão. A literatura aponta para intervenções relacionadas a exercícios com progressão de carga de forma correta com a finalidade de reorganizar as fibras desse tendão.

O músculo envolvido deve ser estimulado com contrações que promovam a reorganização do tecido. Para isso, inicialmente, deve-se atentar à resistência ou carga utilizada para conseguir estimular sem que haja dor ou sobrecarga. Várias formas de realizar tal progressão foram descritas, e a mais empregada nos estudos é a utilização de contração excêntrica da musculatura.

Outro ponto essencial para o sucesso da recuperação é a estabilidade da região lombo-pélvica, portanto fortalecer o *core* é necessário para a reabilitação. Este é formado por músculos que desempenham papel estabilizador e estimulado com exercícios como prancha, prancha lateral, abdominais e outros que exijam controle postural.

Dependendo da atividade física que esteja ocasionando a lesão, a interrupção do movimento ou atividade pode ser necessária nos estágios iniciais de reabilitação. Portanto, um ponto crucial é conseguir definir a sobrecarga que está ocasionando os sintomas e verificar a possibilidade de ajustes em relação a esse movimento.

Na falha do tratamento fisioterápico existem outras opções:

1. Infiltrações com corticoides: o corticoide é um anti-inflamatório e tem o benefício de aliviar a dor, entretanto pode não fazer bem para o tendão. É uma terapia que deve ser usada poucas vezes.
2. Terapia por ondas de choque: aparelho que emite pulsos de pressão na região afetada, exercendo efeito analgésico.
3. Infiltrações com outras substâncias: existe a possibilidade do uso de outras substâncias para efeito analgésico, algumas com o uso já aprovado e outras em estudo (plasma rico em plaquetas – PRP).

Na falha de outros tratamentos ou no caso de lesões tendíneas parciais ou totais, a cirurgia é uma opção terapêutica. Geralmente consiste em retirar o tecido lesado e costurar o tecido saudável de volta no osso. Isso pode ser feito de modo tradicional, com incisão na pele, ou com cirurgia por vídeo.

PONTOS-CHAVE

- Os tendões são cordões fibrosos que conectam os músculos aos ossos, tendo a função de transmitir a força entre eles.
- As tendinites são causadas por sobrecarga, desequilíbrio e fraqueza muscular, esforço repetitivo ou degeneração dos tendões.
- A tendinite no glúteo médio é a mais comum do quadril, com dor localizada na região lateral, reproduzida principalmente ao levantar e deitar de lado sobre o lado acometido. Na maioria das vezes o tratamento com fisioterapia resolve. Alguns casos, especialmente de roturas do tendão, podem ter como solução a cirurgia.

- A tendinite do iliopsoas é rara. Sua dor é localizada na frente do quadril. Frequentemente o diagnóstico de dor no músculo psoas é dado erroneamente, quando na verdade a origem da dor é alguma lesão dentro da articulação do quadril.
- A tendinite dos isquiotibiais tem sua dor localizada na região glútea, exatamente na proeminência da bacia que apoiamos ao nos sentarmos. Ocorre por sobrecarga e também frequentemente por degeneração tendínea com rupturas parciais.
- O tratamento com fisioterapia é a primeira opção na maioria das vezes. Na falha, existem outras possibilidades, inclusive a cirúrgica.
- A cirurgia está indicada geralmente em casos de lesões parciais ou totais dos tendões ou na falha dos outros tipos de tratamento.

Bibliografia consultada

Battaglia PC, D'Angelo K, Kettner NW DC. Posterior, lateral, and anterior hip pain due to musculoskeletal origin: a narrative literature review of history, physical examination, and diagnostic imaging. J Chiropr Med. 2016 Dec;15(4):281-93.

Blazina ME, Kerlan RK, Jobe FW, Carter VS, Carlson GJ Jumper's knee. The Orthopedic Clinics of North America. 1973;4:665-78.

Goom TSH, Malliaras P, Reiman MP, Purdam CR. Proximal hamstring tendinopathy: clinical aspects of assessment and management. J Orthop Sports Phys Ther. 2016;46(6):483-93.

Kaux JF, Forthomme B, Goff C, Crielaard JM, Croisier, JL. Current opinions on tendinopathy. Journal of Sports Science and Medicine. 2011;10:238-53.

Reid D. The management of greater trochanteric pain syndrome: a systematic literature review. J Orthop. 2016 Mar;13(1):15-28.

Tyler TF, Fukunaga T, Gellert J. Rehabilitation of soft tissue injuries of the hip and pelvis. Int J Sports Phys Ther. 2014 Nov;9(6):785-97

SÍNDROME DO PIRIFORME

Andre Wever
Lucas Basaglia

Antes de iniciar a leitura, convidamos você, leitor, a tentar responder algumas perguntas sobre este assunto. Para isso, escaneie este QR-code com seu celular

Introdução

Por muito tempo se pensava que a dor irradiada para a região da nádega ou membro inferior, também conhecida como dor ciática (ciatalgia), era devida apenas à compressão de alguma raiz nervosa na coluna lombar (Capítulo 8). Entretanto, alguns casos podem ocorrer pela compressão do nervo ciático na região posterior do quadril por diferentes estruturas anatômicas locais. Isso caracteriza um grupo de doenças chamado de síndrome da dor glútea profunda, que cada vez mais vem sendo estudada devido a sua complexidade diagnóstica.

Neste capítulo abordaremos um dos principais e mais frequentes subgrupos da síndrome da dor glútea profunda: a síndrome do piriforme.

10.1 O que é síndrome do piriforme?

É a dor ciática devida à compressão do nervo ciático pelo músculo piriforme. Esse pequeno músculo situado na região posterior do quadril participa da sua rotação lateral (externa) e tem uma relação íntima com o nervo ciático. Este, ao sair da bacia (pelve), passa imediatamente por baixo do piriforme (Figura 10.1).

Você sabia...

A síndrome do piriforme é um tipo de dor glútea profunda, mas nem toda síndrome da dor glútea profunda é devida à síndrome do piriforme.

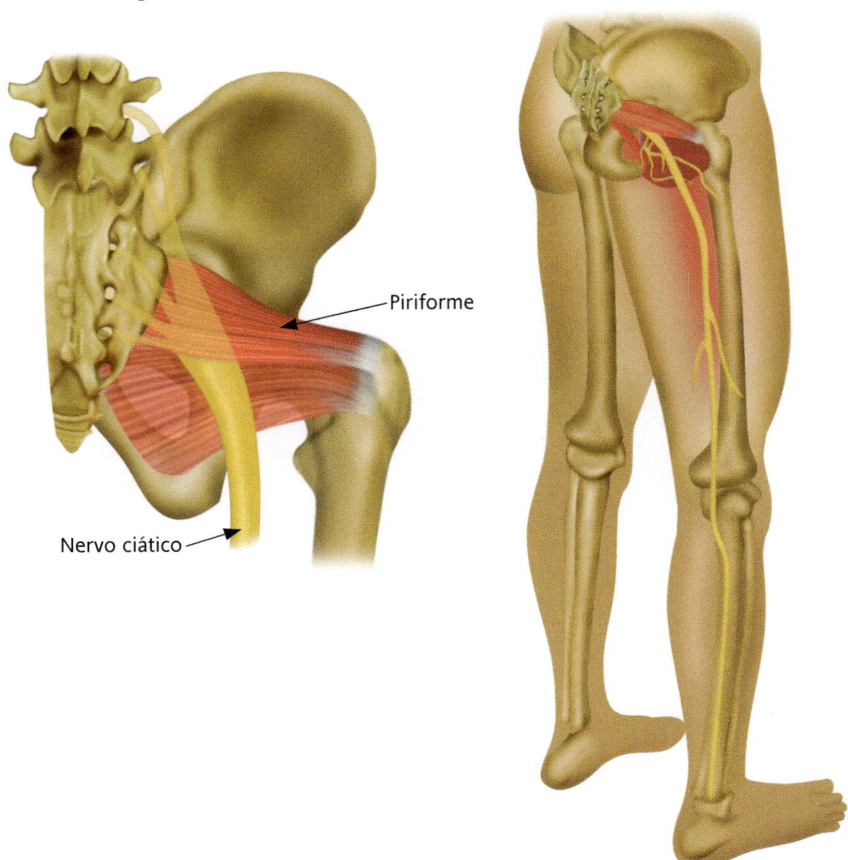

Figura 10.1 | Região posterior do quadril mostrando que o nervo ciático (em amarelo) passa por baixo do músculo piriforme, podendo causar compressão e inflamação desse nervo.

Fonte: Desenvolvida pela autoria.

Popularmente, a síndrome do piriforme também é conhecida como "carteirite", pois a dor piora quando o paciente se senta sobre a carteira volumosa colocada no bolso de trás da calça (Figura 10.2). Isso ocorre por ser um ponto de compressão adicional externo do nervo ciático. Vale esclarecer que a carteira em si não é a verdadeira causa da síndrome do piriforme, como veremos mais adiante.

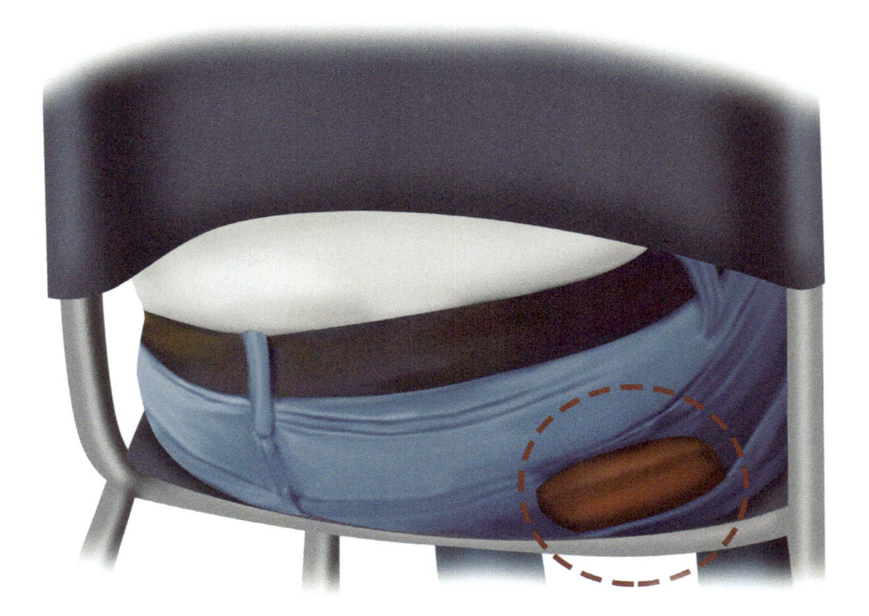

Figura 10.2 | Colocar frequentemente carteiras volumosas no bolso traseiro da calça pode desencadear o quadro de dor ciática. Nos pacientes com síndrome do piriforme, esse costume pode piorar a dor.

Fonte: Desenvolvida pela autoria.

10.2 Quem acomete?

A síndrome do piriforme não é específica para uma determinada faixa etária, mas algumas situações podem favorecer a sua ocorrência. Por exemplo, história de trauma na região da nádega (glútea), desde quedas a alongamentos anormais durante esportes ou atividades físicas.

Escaneie o QR-code abaixo e veja as variações anatômicas da relação entre o nervo ciático e o músculo piriforme, que podem predispor à ocorrência da síndrome do piriforme.

10.3 Quais as causas?

As principais causas da síndrome do piriforme ainda não são bem estabelecidas, mas variações anatômicas do nervo ciático ou do músculo piriforme parecem ser condições que predispõem à ocorrência da doença. Além disso, podemos incluir a lesão do piriforme devido a trauma, aumento do volume do piriforme (hipertrofia), contratura (espasmo) da musculatura do piriforme e até mesmo instabilidade entre a coluna e o quadril (instabilidade espino-pélvica).

10.4 Como se manifesta?

Os pacientes com síndrome do piriforme geralmente se queixam de dor na região posterior do quadril, na nádega, com irradiação para coxa ou até mesmo para o pé, característico da dor ciática (ciatalgia). A dor piora ao permanecer sentado por longos períodos, como dirigir, sentar-se em assentos duros, ou ao levantar-se da posição sentada. Geralmente, acomete apenas um lado (unilateral). Os sintomas são muito semelhantes a outras causas de compressão neurológica, tornando o seu diagnóstico difícil e sendo muitas vezes de exclusão. Durante o exame físico, é frequente a presença de dor ou sensibilidade à palpação da região do piriforme, além de reprodução dos sintomas quando se realizam algumas manobras que aumentam a tensão no piriforme e a pressão sobre o nervo ciático.

Quanto a exames de imagem, a ressonância magnética deve ser feita para excluir outras causas que podem comprometer as raízes nervosas que formam o nervo ciático, como hérnia de disco ou estenose da coluna. Esse exame também possibilita a avaliação das estruturas e alterações anatômicas ao redor do nervo ciático, como o piriforme e demais músculos. A ressonância com neurografia do nervo ciático aumenta a sensibilidade do exame para marcar o trajeto do nervo e possíveis pontos de compressão e inflamação. A eletroneuromiografia (ENMG) é outro exame que pode ser solicitado para avaliar a condução nervosa, e também ajuda a excluir outras causas de doença.

Você sabia...

Nem todos os pacientes com síndrome do piriforme apresentam alterações anatômicas desse músculo na ressonância magnética. Assim como nem todos os pacientes com alteração do piriforme evoluem com síndrome do piriforme.

10.5 Quais as consequências?

Devido à progressão da dor, alguns pacientes podem evoluir com intolerância para sentar-se por mais de 20 a 30 minutos, alteração da sensibilidade (parestesia) do membro inferior, dor lombar (lombalgia) e/ou mancar (claudicar).

10.6 Tratamentos possíveis

Geralmente a síndrome do piriforme responde bem ao tratamento não-cirúrgico (conservador), que consiste em fisioterapia, modificações de atividades da vida diária, medicamentos incluindo anti-inflamatórios, relaxante muscular, analgésicos simples e especiais direcionados para dor neuropática.

A fisioterapia consiste em manipulações miofasciais, alongamento e fortalecimento, com o objetivo de soltar e relaxar a musculatura, diminuindo a compressão neurológica local. Apresenta importante melhora se realizada adequadamente por profissional capacitado.

Nos pacientes que persistem com a dor mesmo após tratamento conservador adequado, há a possibilidade de realizar infiltração do piriforme guiada (Figura 10.3) por exame de imagem como ultrassonografia. De modo geral, como primeira linha, utilizam-se medicações com ação anti-inflamatória na infiltração. Alguns casos podem ser beneficiados com o uso do botox (toxina botulínica).

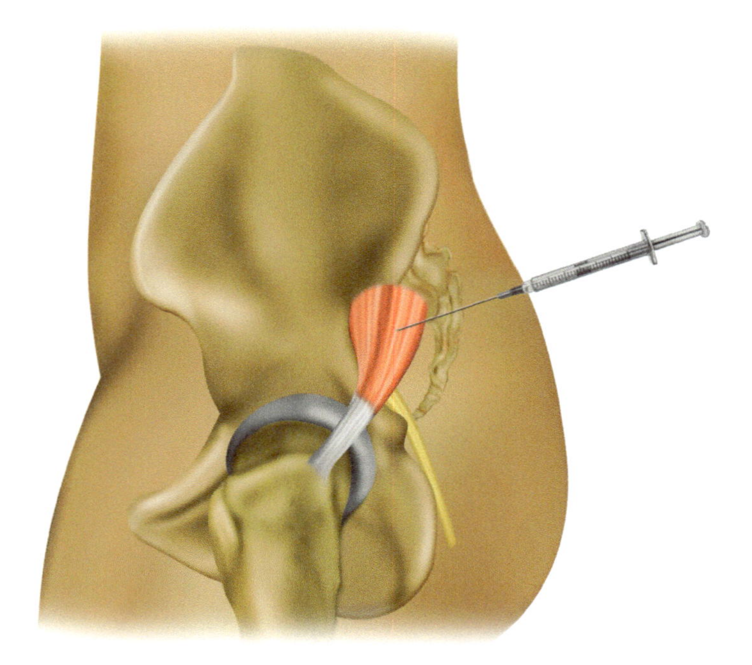

Figura 10.3 | Infiltração do piriforme, que pode ser guiada por ultrassonografia.

Fonte: Desenvolvida pela autoria.

Para casos que não melhoram com os tratamentos não-cirúrgicos, há a possibilidade de cirurgia. A liberação cirúrgica do piriforme (tenotomia do piriforme) e a descompressão do nervo ciático podem ser feitas por videocirurgia (endoscopia), que é uma técnica minimamente invasiva realizada por alguns cirurgiões especialistas em quadril. A vantagem da cirurgia por vídeo é a menor manipulação muscular e o tamanho da cicatriz. Por ser uma técnica relativamente recente, ainda não existem os resultados em longo prazo, mas em curto prazo tem mostrado resultados satisfatórios.

Os resultados dos casos cirúrgicos estão muitas vezes relacionados ao tempo e à gravidade do comprometimento neurológico. Isto é, a melhora pode ser rápida e completa, ou nos casos de longa data de evolução, sintomas como a perda de força e ausência de sensibilidade podem não melhorar completamente decorrente ao dano irreversível do nervo ciático. A fisioterapia tem um papel muito importante no processo de reabilitação desses pacientes.

Em caso de dúvidas, procure um especialista e lembre-se que uma dor constante ou intermitente por um período maior que 10 dias deve ser investigado mais profundamente.

PONTOS-CHAVE

- A síndrome do piriforme é a dor ciática causada pela compressão do nervo ciático pelo músculo piriforme.
- As dores ciáticas podem ter como causa outras doenças, dificultando o diagnóstico da síndrome do piriforme.
- A principal queixa da síndrome do piriforme é a dor na região da nádega que frequentemente irradia para a coxa, podendo atingir até o pé, e a piora na posição sentada.
- O tratamento conservador adequado frequentemente apresenta bons resultados.
- Para casos em que não há melhora dos sintomas, o tratamento por vídeo tem mostrado bons resultados a curto prazo.

Bibliografia consultada

Battaglia PC, D'Angelo K, Kettner NW DC. Posterior, lateral, and anterior hip pain due to musculoskeletal origin: a narrative literature review of history, physical examination, and diagnostic imaging. J Chiropr Med. 2016 Dec;15(4):281-93.

Blazina ME, Kerlan RK, Jobe FW, Carter VS, Carlson GJ Jumper's knee. The Orthopedic Clinics of North America. 1973;4:665-78.

Goom TSH, Malliaras P, Reiman MP, Purdam CR. Proximal hamstring tendinopathy: clinical aspects of assessment and management. J Orthop Sports Phys Ther. 2016;46(6):483-93.

Kaux JF, Forthomme B, Goff C, Crielaard JM, Croisier, JL. Current opinions on tendinopathy. Journal of Sports Science and Medicine. 2011;10:238-53.

Reid D. The management of greater trochanteric pain syndrome: a systematic literature review. J Orthop. 2016 Mar;13(1):15-28.

Tyler TF, Fukunaga T, Gellert J. Rehabilitation of soft tissue injuries of the hip and pelvis. Int J Sports Phys Ther. 2014 Nov;9(6):785-97

11 BURSITES DO QUADRIL

Felipe Farah Pinheiro Rodrigues

Antes de iniciar a leitura, convidamos você, leitor, a tentar responder algumas perguntas sobre este assunto. Para isso, escaneie este QR-code com seu celular

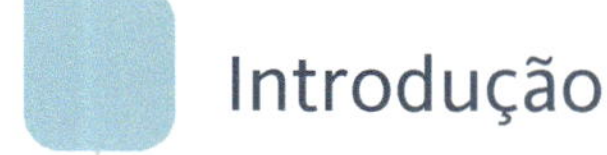

Introdução

A dor no quadril é um grande limitador à boa saúde, à prática esportiva e à qualidade de vida de todo indivíduo. A dor pode ter sua origem em diferentes causas, dentre elas a inflamação da bursa.

11.1 O que é bursa?

As bursas são estruturas semelhantes a pequenas bolsas e estão localizadas entre alguns ossos e tendões ou músculos (Figura 11.1). A bursa é revestida por um tecido especial, chamado de tecido sinovial, que produz líquido no seu interior (líquido sinovial), e reduz o atrito entre essas estruturas.

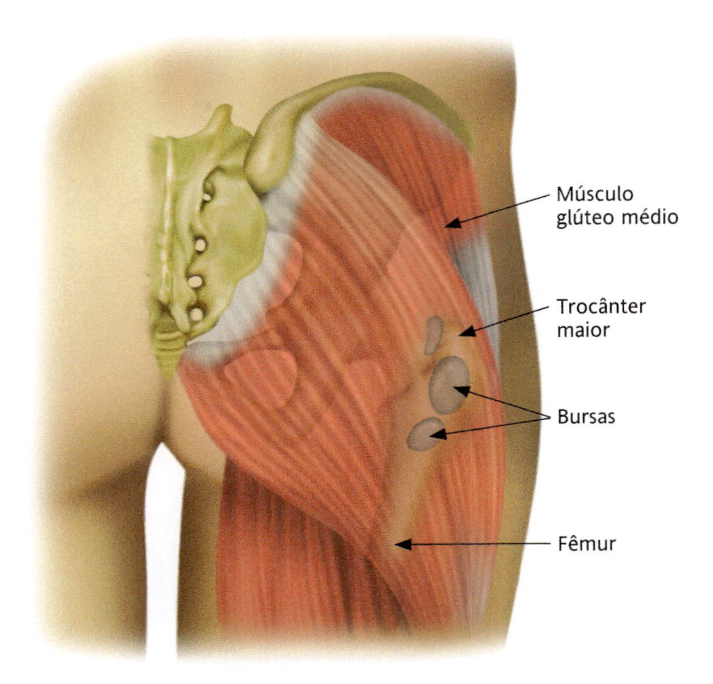

Figura 11.1 | Bursas na região do quadril.

Fonte: Desenvolvida pela autoria.

Quando a bursa está inflamada, recebe o nome de "bursite". A bursite ocorre quando o revestimento sinovial fica espessado e produz excesso de líquido, ocasionando dor localizada e inchaço (edema).

11.2 Quais as bursas?

Dentre as bursas mais comumente afetadas podemos citar a subacromial (ombro), a olecraniana (cotovelo), a pré- e a infra-patelar (joelho) e a trocantérica (quadril).

Na região do quadril existem várias bursas, como bursa trocantérica, bursa isquiática, bursa do iliopsoas, bursa do glúteo médio, bursa do glúteo mínimo (Figura 11.2). Neste capítulo abordaremos a bursa trocantérica por se tratar do tipo de bursite mais comum no quadril.

Você sabia...

O homem possui várias bursas espalhadas pelo corpo, incluindo quadril, joelho, tornozelo, ombro, cotovelo etc.

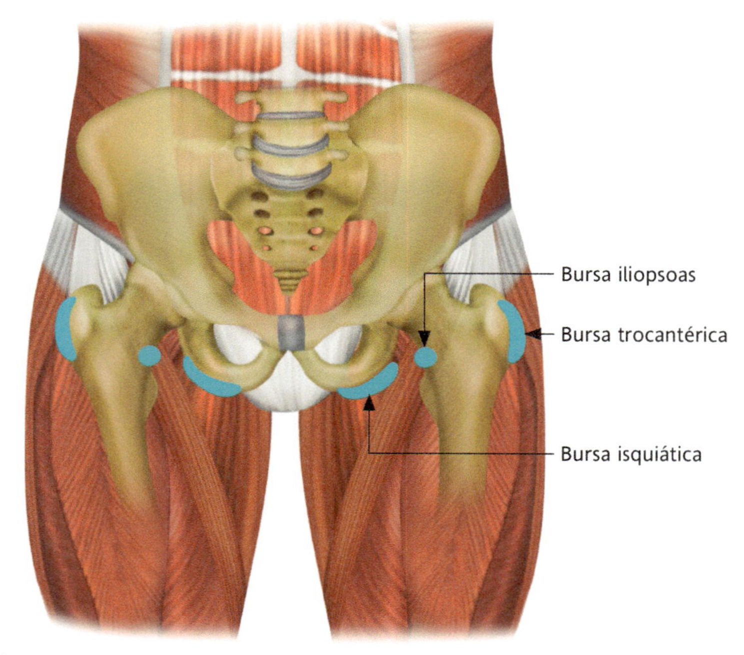

Figura 11.2 | Bursas na região do quadril. A principal é a bursa trocantérica.

Fonte: Desenvolvida pela autoria.

A bursa trocantérica, localizada na região lateral do quadril, atua como um lubrificante para que os tendões glúteos próximos deslizem com mais facilidade durante a movimentação normal da coxa, ou seja, durante a amplitude fisiológica de movimento do quadril (Figura 11.3).

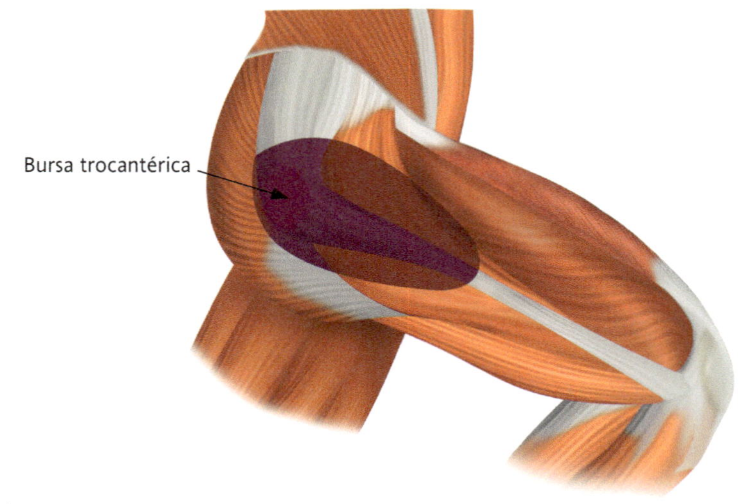

Figura 11.3 | Bursa trocantérica na região lateral do quadril durante o movimento.

Fonte: Desenvolvida pela autoria.

A bursite trocantérica é caracterizada por inflamação dolorosa da bolsa localizada superficialmente ao trocânter maior do fêmur, que nada mais é que uma parte específica do osso da coxa. Essa região pode ser palpada na porção lateral da coxa, bem próximo ao quadril (Figura 11.4).

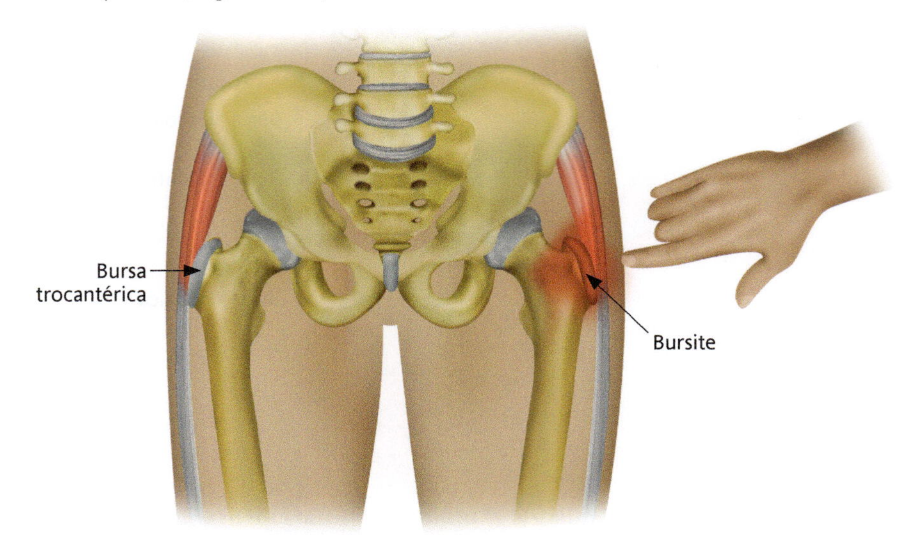

Figura 11.4 | **Local da bursite trocantérica, que é doloroso à palpação.**

Fonte: Desenvolvida pela autoria.

11.3 Quem acomete?

A bursite trocantérica é comum em indivíduos ativos e sedentários, não havendo predileção racial. É mais frequente o surgimento de bursite unilateral, ou seja, em um único lado, e com maior incidência em mulheres do que em homens. Quanto maior a idade, maior a predisposição para desenvolver a bursite. Porém, a doença pode acometer indivíduos de qualquer idade.

Algumas profissões pelas atividades que exercem podem desenvolver a bursite com mais facilidade. Como exemplo podemos citar operários, dançarinos, professores, goleiros e atletas profissionais. Atividades repetidas de subir e descer as escadas, permanecer em pé ou sentado por longo período, além de atividades que levam a impacto direto, como nos casos dos esportistas profissionais, favorecem a ocorrência de bursite trocantérica.

Pessoas debilitadas que ficam longos períodos acamadas também estão mais suscetíveis a terem inflamação na bursa trocantérica. Isso porque, ao deitar-se na posição de lado, o peso corporal sobre a região da bursa trocantérica por longo tempo pode levar ao aumento de pressão contínua nessa região e ocasionar inflamação.

A ocorrência de perda de peso de forma rápida e a redução da proteção gordurosa também pode ocasionar a inflamação da bursa (isquiática e trocantérica). Nestes a região produtora do líquido sinovial fica mais exposta à traumas sem a devida proteção estrutural. Em raros casos, a bursite pode apresentar-se de forma mais grave e infectar com bactérias, o que chamamos de bursite séptica.

11.4 Quais as causas?

Os mecanismos de ação que podem ocasionar a inflamação da bolsa trocantérica envolvem traumas diretos e indiretos, como atividades de impacto incluindo corridas, quedas com trauma na região lateral do quadril e esportes de contato. Além disso, outra causa pode ser devida à alteração da mecânica do quadril, seja após uma cirurgia na região lateral da coxa, seja por condições preexistentes, como diferença no comprimento das pernas, doenças no quadril e alterações na coluna vertebral.

Quando dizemos trauma direto, podemos exemplificar as quedas nas quais o indivíduo tem um trauma único de forte intensidade com a porção lateral do quadril em objeto rígido (chão, por exemplo). Praticantes de judô sofrem esse trauma repetidamente durante sua prática.

Outro mecanismo que favorece o surgimento de bursite trocantérica é o microtrauma causado por contraturas repetitivas dos músculos glúteo médio e/ou tensor da fáscia lata, localizados na região lateral da coxa. Isso provoca o aumento da tensão na região trocantérica e, consequentemente, irritação (inflamação) da bursa (Figura 3). O aumento do atrito nessa região também pode irritar ainda mais o local, levando à piora da inflamação.

11.5 Como se manifestam as inflamações e quais as consequências?

Clinicamente

A bursite trocantérica se caracteriza pela queixa de dor na região lateral do quadril, frequentemente irradiando para a parte lateral da coxa (Figura 11.4). É comum a bursite estar acompanhada da inflamação dos tendões (tendinites) dos músculos glúteo médio e glúteo mínimo, levando ao que chamamos de síndrome trocantérica. Andar, subir e descer escadas e deitar-se sobre o lado acometido são situações muitas vezes evitadas pelos pacientes devido à dor da bursite, que pode ou não estar acompanhada da tendinite.

A presença de dor ou sensibilidade à palpação pontual sobre o trocânter maior, reproduzindo os sintomas do paciente, é o sinal clássico no diagnóstico de bursite trocantérica.

Alguns movimentos no exame físico podem reproduzir a dor e ajudar na identificação do distúrbio, como abrir a coxa com rotação do pé para fora (abdução com rotação externa do quadril) e dobrar o quadril e abrir as pernas (flexão do quadril seguida de abdução).

Radiologicamente

Em relação aos exames de imagem, a ressonância magnética é o melhor exame para mostrar a presença de inflamação da bursa, além de possibilitar avaliação de outras estruturas do quadril. A ultrassonografia pode ser um bom exame, desde que realizada por um profissional capacitado e experiente.

Radiografias simples não permitem avaliar a presença de bursite, no entanto permitem descartar fraturas e outras doenças do quadril.

11.6 Tratamento

O tratamento da bursite trocantérica inclui o uso de medicamentos para controle da dor e do processo inflamatório (via oral e/ou injetável), fisioterapia, gelo (crioterapia) e a terapia por ondas de choque nos casos mais extremos.

O fisioterapeuta poderá instruir o paciente com um programa de tratamento de acordo com a causa que originou a bursite. O controle da dor e do processo inflamatório pode ser realizado por meio de:

- gelo, como recurso anti-inflamatório não medicamentoso, frequentemente recomendado para realizar em casa;
- recursos eletroterapêuticos, como estímulo de choques por meio do *TENS* (estimulação elétrica nervosa transcutânea), comumente utilizado nas sessões de fisioterapia para controle da dor;
- ultrassom terapêutico, como opção de aparelho utilizado no controle do processo inflamatório, também realizado nas sessões de fisioterapia;
- laserterapia, que consiste na terapia com ondas de luz que estimulam a reparação tecidual, redução da inflamação e controle da dor.

A prescrição de alongamentos para minimizar a contratura muscular e reduzir a tensão que possa ter ocasionado a inflamação da bursa, além de exercícios de fortalecimento gradual, de acordo com a evolução do paciente, costumam ser eficazes na resolução do problema que causou a inflamação. Os exercícios e alongamentos são indicados para cada indivíduo, respeitando suas particularidades e limitações.

Nos casos em que o uso de anti-inflamatório via oral e fisioterapia não resulta em bons resultados, o médico pode indicar o uso de medicação injetável diretamente na bursa. O uso de infiltrações de medicamentos no local da inflamação pode ser benéfico, em alguns casos, quando a primeira linha de tratamento não traz resultados satisfatórios.

Geralmente os pacientes relatam redução da dor já em alguns dias após iniciado o tratamento conservador (medicamentos anti-inflamatórios e fisioterapia) e, ao final do tratamento, apresentam melhora dos sintomas, sem sequelas a longo prazo.

Entretanto, há a necessidade da realização de todo o tratamento para minimizar as chances de recidiva do quadro, ou seja, retorno da dor. O surgimento de nova inflamação na região poderá ocorrer nos casos em que o problema que ocasionou a bursite não tenha sido completamente solucionado. O tratamento completo para resolução total dos sintomas proporciona melhor qualidade de vida ao indivíduo acometido, com retorno às atividades pregressas sem qualquer limitação na maioria dos casos, desde que não haja outras doenças associadas, como osteoartrose, por exemplo.

Você sabia...

A bursite trocantérica pode recidivar, isto é, acontecer novamente, quando o tratamento não é realizado da forma adequada.

Quando o tratamento não é realizado ou é realizado parcialmente, além da chance de recidiva, existe a real possibilidade de transformar um quadro agudo em crônico. A cronicidade da lesão poderá tornar uma doença de fácil resolução em algo de maior complexidade e difícil controle, solicitando um tempo maior para tratamento. Nos casos crônicos, existem evidências do uso da terapia com ondas de choque com resultados satisfatórios. Esse tratamento é realizado com um aparelho específico no qual o estímulo é realizado diretamente no local da lesão.

Os pacientes mais suscetíveis à recidiva da doença são aqueles que retornam às atividades que causaram a dor inicialmente, por exemplo, atividades que levam a impacto direto na região lateral do quadril. Em tais casos, conforme citado anteriormente neste capítulo, os praticantes de judô podem queixar-se novamente de dores por um novo quadro de bursite trocantérica em decorrência dos traumas repetitivos durante a prática esportiva.

Nos pacientes acamados, para minimizar as chances do retorno da dor, pode-se utilizar colchões específicos que ajudam na redução da pressão nessa região. Além desse, existem posicionadores que também auxiliam na melhor distribuição do peso corporal na posição deitada, evitando sobrecarga no ponto próximo à bursa.

Em casos nos quais dor e inflamação permanecem após o tratamento conservador, incluindo infiltração da bursa com medicamento, o tratamento cirúrgico pode ser necessário, apesar de raramente ser indicado. A cirurgia consiste na ressecção da bursa inflamada e na liberação da musculatura da coxa.

De maneira geral, a doença tem resolução com os recursos conservadores, e o retorno às atividades após o tratamento ocorre em curto a médio prazo. Após completado o tratamento, orienta-se a prática regular de atividade física, com exercícios de fortalecimento e alongamentos para manter o corpo saudável. Bons hábitos alimentares também auxiliam para uma melhora na qualidade de vida de maneira geral.

PONTOS-CHAVE

- As bursas são pequenas bolsas que protegem estruturas tendíneas ou musculares do atrito com o osso durante os movimentos.
- As bursites são a inflamação das bursas, que podem ocorrer por lesões diretas ou indiretas, causando dor local.
- A principal bursa do quadril é a chamada bursa trocantérica, localizada na região lateral do quadril.
- O tratamento conservador da bursite trocantérica, quando bem realizado, apresenta bons resultados.

Bibliografia consultada

Fearon AM, Cook JL, Scarvell JM, Neeman T, Cormick W, Smith PN. A síndrome da dor trocanteriana maior afeta negativamente o trabalho, a atividade física e a qualidade de vida: um estudo de controle de caso. J Artroplastia. 2014 Feb;29(2):383-6.

Furia JP, Rompe JD, Maffulli N. Terapia por ondas de choque extracorpórea de baixa energia como tratamento para a síndrome da dor trocantérica maior. The American Journal of Sports Medicine. 2009;37(9):1806-13. doi:10.1177/0363546509333014.

Lustenberger DP, Ng VY, Best TM, Ellis TJ. Efficacy of treatment of trochanteric bursitis: a systematic review. clinical journal of sport medicine. 2011;21(5):447-53. doi:10.1097/jsm.0b013e318221299c.

Oderuth E, Ali M, Atchia I, Malviya A. Um estudo de controle randomizado, duplo cego, que investigou a eficácia do plasma rico em plaquetas versus placebo no tratamento da síndrome da dor trocantérica maior (o estudo HIPPO): um protocolo para um ensaio clínico randomizado. Ensaios. 21 de setembro de 2018;19(1):517.

Seidman AJ, Varacallo M. Bursite trocantérica. [Atualizado em 10 de março de 2019]. In: StatPearls [Internet]. Ilha do Tesouro (FL): StatPearls Publishing; 2020.

Sociedade Brasileira de Quadril [www.sbquadril.org.br]. O que é bursite trocantérica ou de quadril [acesso em 18/03/2020]. Disponível em: https://www.sbquadril.org.br/bursite-trocanterica/.

LESÃO MUSCULAR

Erick Ribeiro Damasceno
Walter Ricioli Junior

Antes de iniciar a leitura, convidamos você, leitor, a tentar responder algumas perguntas sobre este assunto. Para isso, escaneie este QR-code com seu celular

Introdução

Os músculos são a força de tração do nosso corpo. Quando se contraem, numa ação conjunta com ossos e articulações, promovem os movimentos. Existem diferentes tipos de músculo, e o que nos interessa neste capítulo é conhecido como músculo esquelético.

O músculo esquelético é um tecido que apresenta grande potencial de adaptação, isto é, capacidade de hipertrofiar ou hipotrofiar, tanto no comprimento quanto na espessura (secção transversal). Porém, é importante saber que esse tecido apresenta moderada capacidade de regeneração e remodelação.

12.1 O que são as lesões musculares?

As lesões musculares são quaisquer alterações biológicas que promovam mau funcionamento do músculo. Os danos ocorrem mais frequentemente por causas mecânicas que levam à morte de células musculares, conhecidas como miofibrilas, causando hematoma e inflamação.

A inflamação ocorre em três estágios: dano, reparação e remodelamento.

> **Você sabia...**
> que 40% do corpo é constituído por musculatura esquelética?

Para entendermos como a fibra muscular é lesada e como devemos tratá-la, é necessário conhecer um pouco da estrutura anatômica e da função do músculo (Figura 12.1).

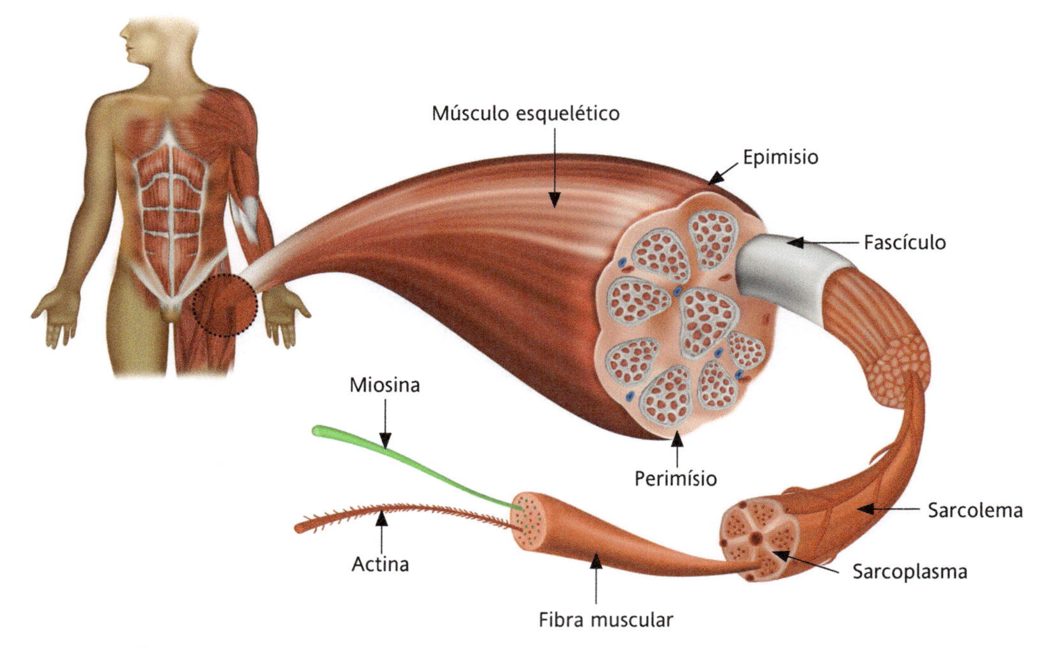

Figura 12.1 | O músculo esquelético é formado por conjuntos de fibras musculoesqueléticas.
Fonte: Desenvolvida pela autoria.

Em relação à estrutura anatômica, a fibra musculoesquelética é complexa, sendo formada por (Figura 12.2):

- **Miofibrilas:** formadas por proteínas, principalmente actina (parte dos filamentos finos) e miosina (filamentos grossos).
- **Sarcoplasma:** interior (citoplasma) da fibra muscular.
- **Sarcolema:** membrana que envolve a fibra muscular.

- **Sarcômero:** porção da miofibrila (entre dois discos Z).
- **Retículo sarcoplasmático:** rico em cálcio.

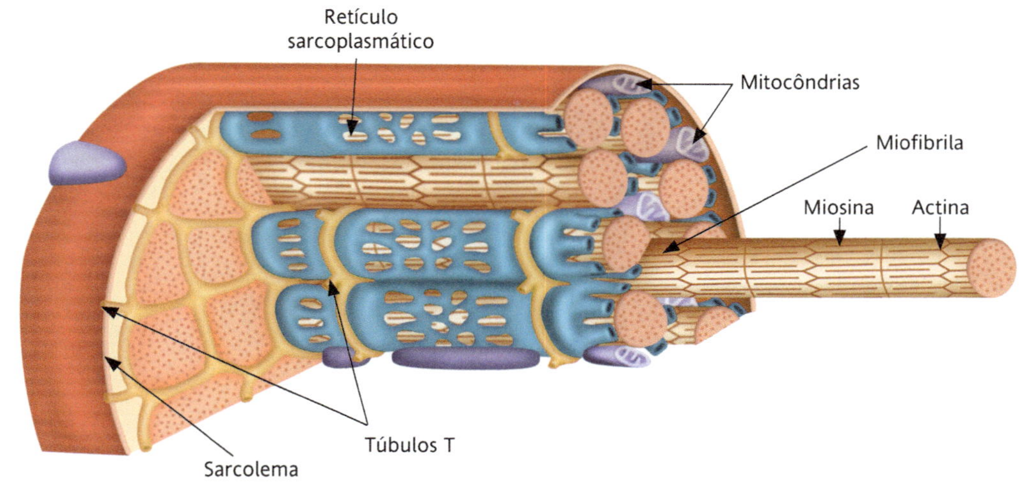

Figura 12.2 | Anatomia da fibra muscular.

Fonte: Desenvolvida pela autoria.

> **Você sabia...**
>
> O músculo quadríceps da coxa é meio milhão de vezes maior que o músculo estapédio do ouvido interno. Apesar da grande diferença no tamanho, ambos têm a mesma estrutura.

Quanto à função, o modo como o músculo realiza a contração para exercer o movimento ocorre geralmente da seguinte forma:

- O nervo motor envia uma mensagem até os terminais junto à fibra muscular (Figura 12.3).
- Alguns canais microscópicos são abertos para a entrada de sódio na célula, o que gera uma despolarização da membrana que libera íons de cálcio.
- Íons de cálcio atuam gerando força atrativa entre os filamentos de actina e miosina, gerando a contração.
- Uma fração de segundo após a contração, o íon cálcio volta para o retículo; essa saída do íon de cálcio cessa a contração.

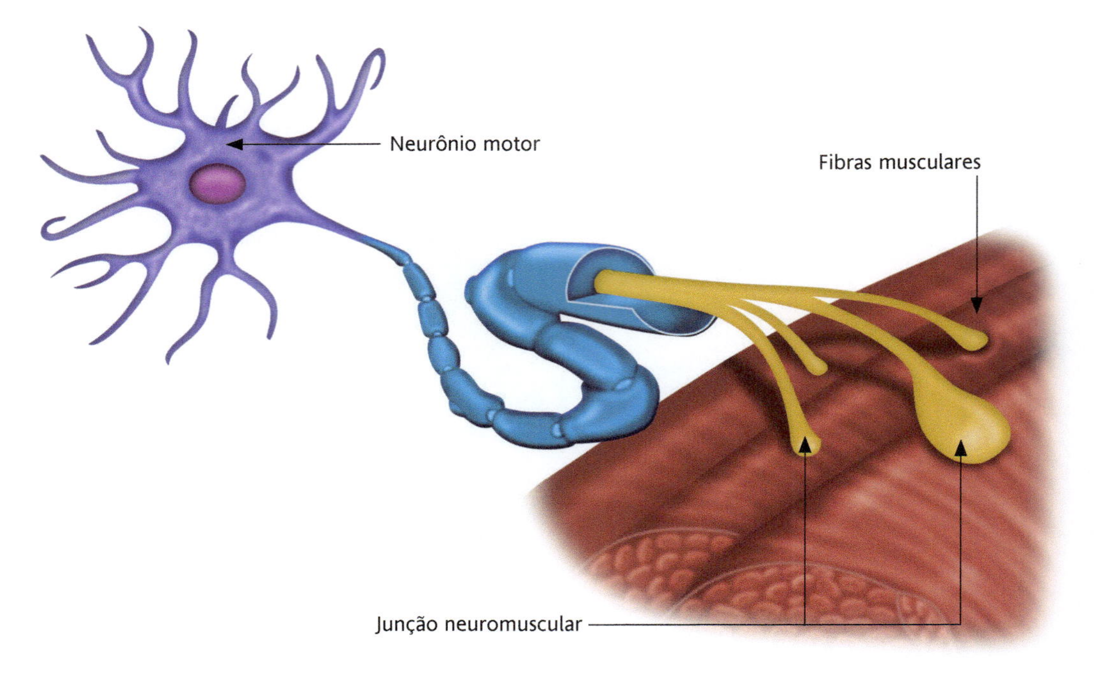

Figura 12.3 | Representação do estímulo neurônio-motor das fibras musculares esqueléticas.

Fonte: Desenvolvida pela autoria.

O interessante é que o músculo esquelético leva 0,1 segundo para efetuar uma contração plena (sem carga); aumentando a carga, observa-se uma diminuição na velocidade de contração. Se aumentarmos a carga sequencialmente, observamos que com um determinado valor de carga muito alta não haverá o movimento de contração. Se por acaso essa carga for excessiva, poderá alongar o músculo além do comprimento normal, acarretando aumento da "tensão repouso". Assim, o termo "tensão ativa" implica o aumento da tensão durante a contração, e dessa forma uma tensão ativa diminuída ocorre quando o músculo é alongado além do comprimento normal. A contração isotônica é uma contração com encurtamento da fibra muscular; a tensão muscular se mantém constante; a contração isométrica é uma contração sem encurtamento da fibra muscular.

A principal fonte de energia para realizar o movimento muscular é o ATP (trifosfato de adenosina), que funcionaria como lenha lançada na caldeira de uma locomotiva para gerar o calor que irá gerar o vapor para movimentar a locomotiva; é um combustível para o músculo. Ele usualmente é abundante no sarcoplasma e disponível de imediato. Contudo, se a demanda ainda for alta, sendo necessário mais energia devido ao fato do músculo estar realizando um exercício, por exemplo, o glicogênio passa a ser a fonte de energia utilizada.

Com as informações acima podemos diferenciar dois tipos de fibras musculares:

A. Fibra muscular rápida:

- Grandes fibras: maior força de contração.
- Extenso retículo sarcoplasmático (para rápida liberação de cálcio).
- Grande quantidade de enzimas glicolíticas.
- Baixo suprimento sanguíneo.
- Baixo número de mitocôndrias.

B. Fibra muscular lenta:

- Fibra muscular menor.
- Inervação por fibras nervosas menores.
- Muitos vasos sanguíneos e rede capilar extensa.
- Alto número de mitocôndrias.
- Grande quantidade de mioglobina.

Para apresentar uma lesão muscular, o primeiro nível desta é denominado microtraumatismo, que é um estresse local e não demonstra sintomas. Se essa lesão passa a ocorrer constantemente (efeito somativo), os sinais de dano tecidual começam a aparecer. As lesões desse tipo são denominadas, de forma geral, lesão por sobrecarga (*overuse*).

Os mecanismos de lesões mais comuns são:

- **Contusão:** é o tipo mais frequente. Trata-se de uma força compressiva forte e rápida ao tecido muscular.
- **Estresse:** excesso de força de estiramento, resultando em hiperalongamento. Geralmente ocorre na junção miotendínea. Decorre de contrações excêntricas (forças de carga opostas à força de tensão). Os músculos mais acometidos são o reto femoral, o anterior da coxa e os posteriores da coxa.
- **Laceração:** trauma direto com instrumento cortante.

Quanto à gravidade, as lesões musculares são classificadas em (Figura 12.4):

- **Leve (I):** pequena parte do músculo acometida, sendo que a estrutura está preservada. Sob estresse local não demonstra sintomas, porém, se ocorrer com frequência (*overuse*), pode acarretar dano e então começam a aparecer os sintomas.

- **Moderada (II):** grande lesão muscular e estrutura parcialmente rompida.
- **Grave (III):** lesão completa do músculo.

Músculo
saudável

Grau I
Lacerações
de apenas
algumas fibras
musculares

Grau II
Ruptura
muscular
parcial

Grau III
Ruptura
muscular
completa

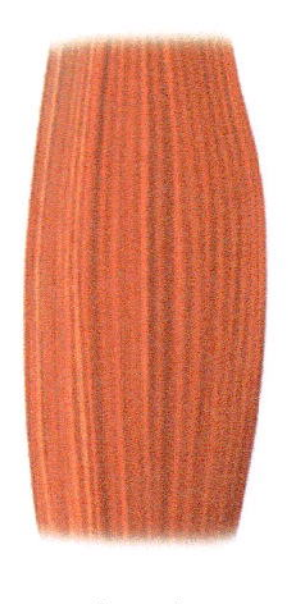

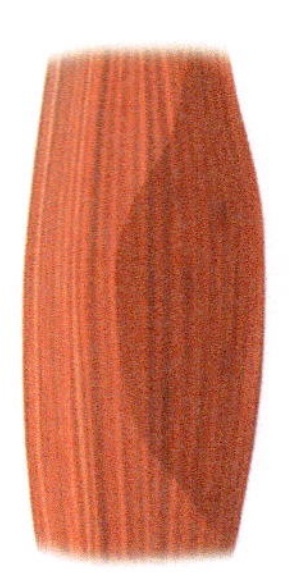

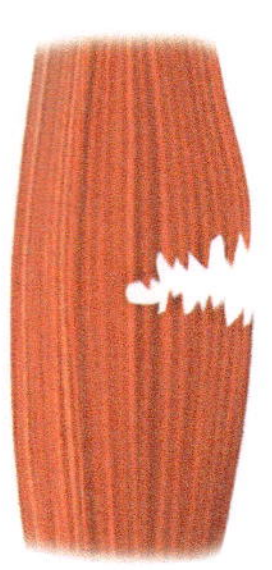

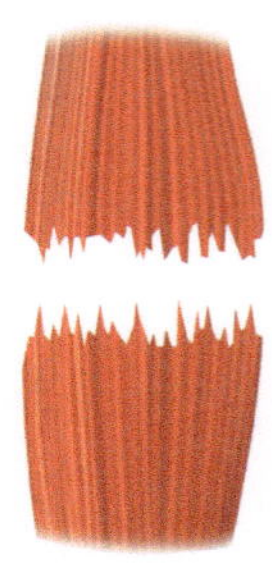

Figura 12.4 | Representação dos graus de lesão muscular.

Fonte: Desenvolvida pela autoria.

> **Você sabia...**
>
> Uma vez que o indivíduo sofre estiramento muscular, uma nova lesão pode ocorrer com chance entre 12% e 31%.

12.2 Quem acomete?

As lesões musculares correspondem a 10% a 55% de todas as lesões que ocorrem no esporte, e levam à perda de desempenho e ao afastamento da atividade.

O aumento na quantidade de pessoas que realizam atividade física na atualidade, muitas sem preparo adequado, incrementou tanto o número de lesões diretas nas fibras musculares quanto as lesões por alterações morfológicas que algumas atividades induzem.

Esses tipos de lesões ocorrem principalmente após atividades predominantemente excêntricas, pois o tecido sofre forças de compressão e alongamento ao mesmo tempo. As atividades que utilizam esse tipo de contração muscular são muito frequentes nas academias, principalmente nos programas de sobrecarga progressiva.

Além disso, o nível de uma lesão depende da duração, da intensidade e do tipo de exercício (se resistência ou explosão), e o tratamento depende basicamente da intensidade e não do tipo de lesão.

12.3 Causas que podem influenciar nas lesões das fibras musculares

- **A fadiga muscular:** excesso de contrações leva à depleção da reserva de ATP, do glicogênio muscular e acarreta acúmulo de acido lático, o que demonstra o esgotamento de mediadores químicos em vários níveis, favorecendo a ocorrência de lesões.
- **Íon cálcio:** excesso de exercício físico ativa os canais de cálcio da membrana. Com o tempo os canais se tornam muito permeáveis, facilitando a penetração do íon no interior da fibra muscular. Seu acúmulo a longo prazo acarreta morte celular.
- **Compostos reativos do oxigênio (CRO):** são produzidos nas mitocôndrias, e sua concentração depende da quantidade de oxigênio consumido por estas em determinado tempo. O excesso e a intensidade da atividade física podem ocasionar estresse oxidativo, no qual o excesso de pró-oxidantes em detrimento de antioxidantes acarreta modificação de proteínas, de funcionamento e de estrutura das membranas celulares devido a peroxidação lipídica.
- **Alimentação:** uma dieta equilibrada com proteínas, gorduras, carboidratos, vitaminas, minerais e água é fundamental para suprir o gasto energético, sendo o carboidrato muito importante para quem realiza atividades físicas. Dietas pobres em carboidratos diminuem o desempenho muscular, o que leva a exaustão e fadiga, aumentando a chance de lesão.

12.4 Como se manifestam?

Dor muscular de início tardio (DMIT)

Causa sensação de desconforto horas após o exercício, geralmente iniciando 8 horas após a atividade, porém a média de intensidade máxima ocorre de 24 a 72 horas.

Acontece devido às atividades com sobrecarga as quais não se está acostumado a realizar e varia conforme o tipo de contração. Por exemplo, a lesão devida à contração excêntrica geralmente ocorre em treino de força, extrema velocidade do movimento e pouco intervalo entre séries. Nas atividades excêntricas ocorre aumento de tensão nas fibras, o que desencadeia uma série de eventos no nível celular, sendo o mais importante o aumento da permeabilidade do íon cálcio. As maiores alterações morfológicas ocasionadas pelas contrações excêntricas estão relacionadas com as estruturas dos miofilamentos, dos sarcômeros e das linhas Z.

Características:

- Carga/intensidade acima da capacidade de regeneração muscular do indivíduo.
- Início geralmente 12 a 24 horas após o fim da atividade.
- Pico do quadro álgico 24 a 72 horas após o exercício.

Importante não confundir DMIT com câimbras.

Câimbras

É uma dor súbita e desconfortável devido a contração muscular involuntária, sendo possível palpar nódulos nos músculos afetados. Observam-se na eletroneuromiografia (ENMG – exame que avalia a sensibilidade e motricidade dos nervos) repetidos disparos da unidade motora acima de 150 Hz por segundo e geralmente se inicia após a contração de músculos encurtados. Sem causa aparente.

Características:

- Sem causa aparente: noturna em idosos, relacionada ao exercício.
- Alterações no neurônio motor: esclerose lateral amiotrófica, radiculopatia e neuropatia pós-poliomielite.
- Hereditárias.
- Alterações metabólicas: gravidez, uremia, cirrose, hipotireoidismo.
- Diminuição aguda de volume extracelular: transpiração, hemodiálise, diarreia, vômito, uso de diuréticos.
- Medicamentosa: hipocolesterolêmicos, agonistas beta-adrenérgicos.

Diagnóstico laboratorial da lesão muscular

É feito por meio de marcadores de dano muscular (proteínas intracelulares) ou derivados de catabolismo celular: CPK, troponina I, mioglobina, lactato desidrogenase.

Além disso, existem outros exames que demonstram alterações nos nutrientes e minerais ou íons necessários para o correto metabolismo e ativação da função muscular. São eles:

- Sódio e potássio.
- Cálcio, fosfato e magnésio.
- Ureia e creatinina.
- TSH/T3/T4 (hormônios tireoidianos).
- VHS/PCR (provas inflamatórias).
- Perfil hormonal (testosterona, estradiol).

Diagnóstico por imagem

Existem dois exames muito úteis para diagnósticos de lesões ou danos às fibras musculares e músculos no geral, que são o ultrassom e a ressonância magnética. As vantagens e desvantagens de cada método são expostas a seguir.

- Ultrassonografia (USG) muscular

  Vantagens

  - Método acessível e inócuo
  - Baixo custo
  - Alta sensibilidade
  - Acompanhamento

  Desvantagens

  - Operador dependente
  - Difícil reavaliação de imagens

- Ressonância magnética (RNM)

  Vantagens

  - Maior sensibilidade e especificidade
  - Avaliação em três planos
  - Diagnóstico de lesões associadas
  - Reavaliação de imagens

  Desvantagens

  - Alto custo
  - Método não acessível em pronto atendimento

12.5 Tratamentos possíveis

Como tratamento seguimos uma regra através do acrônimo em inglês POLICE: ***P****rotection* – ***O****ptimal* ***L****oading* – ***I****ce* – ***C****ompression* – ***E****levation*

- *Protection* (proteçao)

  Muletas ou imobilização – temporária:

  A imobilização por curto período permite a formação do tecido de granulação, o que propicia ao músculo esquelético força tênsil apropriada e resistência às forças criadas pela contração muscular. Portanto, a imobilização é benéfica na fase precoce da regeneração muscular, devendo permanecer apenas nos primeiros dias após a lesão.

- *Optimal Loading* (tratamento funcional):

Após lesão, o alongamento muscular controlado e movimentos articulares melhoram, respectivamente, a orientação das fibras de colágeno e a atrofia causada com a imobilização. A mobilização controlada acarreta aumento do número de miotubos, estimula o rápido aumento de vasos sanguíneos para aporte de células e nutrientes. Além disso, permite melhor orientação do tecido de cicatrização e no direcionamento do alinhamento das miofibras com ganho da força tênsil. A reabilitação por meio da mobilização precoce, além de acelerar o processo regenerativo, direciona um rápido e completo retorno aos exercícios e ao esporte. Essa fase deve ser orientada pelo fisioterapeuta.

- *Ice* (gelo)

A realização de compressas de gelo (crioterapia) diminui o processo inflamatório e a dor, diminuindo a necessidade de analgésicos e modulando a resposta inflamatória.

- *Compression* (compressão)

Através de forças compressivas no músculo há diminuição da formação de hematoma e edema local, o que diminui o interstício (espaço dentro do tecido) e facilita o rearranjo celular e a microarquitetura do tecido.

- *Elevation* (elevação)

Mantendo o membro elevado consegue-se minimizar o edema residual por meio do retorno gravitacional de fluidos na região, seja pelo retorno venoso, seja pelos vasos linfáticos.

Em relação a medicações em geral, dá-se preferência a analgésicos (paracetamol, dipirona, tramadol, codeína e outros) para alívio da dor. O uso de anti-inflamatórios deve ser evitado antes de 48 horas após a lesão, e seu uso por mais de 7 dias acaba por inibir a produção de fatores de crescimento que estão relacionados a adequada cicatrização. O uso indiscriminado está associado a maior produção de fibrose. Esse atraso na cicatrização gera um retorno mais lento à atividade esportiva (principalmente em atletas).

PONTOS-CHAVE

- Conhecer o esporte, seus fatores de risco e gestos associados é de fundamental importância para o diagnóstico e a compreensão das lesões.
- Diagnóstico, decisão e início rápido do tratamento são fundamentais para o retorno rápido ao esporte.
- Médico, fisioterapeuta, fisiologista, preparador físico e técnico devem estar em harmonia pela saúde e bem-estar do atleta profissional e amador.

Bibliografia consultada

Chaabene H, Granacher U. Acute effects of static stretching on muscle strength and power: an attempt to clarify previous caveats. Frontiers in Physiology. 2019 Nov 29;10:1468.

Ferrari RJ, Picchi LD, Botelho AP. Processo de regeneração na lesão muscular: uma revisão. Fisioterapia em Movimento. 2005 Apr 4;18(2):63-71.

Florin A, Lambert C, Sanchez C, Zappia J. The secretome of skeletal muscle cells: a systematic review. Osteoarthritis and Cartilage Open. 2020 Feb 1:1-21.

Hall JE. Guyton and hall: textbook of medical physiology. 13.ed. Saunders; 2015.

Rocha RSB, Cavallieri AG. Lesão, plasticidade e reabilitação do sistema muscular. Revista Brasileira de Ciência e Movimento. 2007 Feb 6;15(2):81-5.

Tricoli V. Mecanismos envolvidos na etiologia da dor muscular tardia. Revista Brasileira de Ciência e Movimento. 2001 Apr 2;9(2):39-44.

Wilke J, Hespanhol L, Behrens M. Is it all about the fascia? A systematic review and meta-analysis of the prevalence of extramuscular connective tissue lesions in muscle strain injury. The Orthopaedic Journal of Sports Medicine. 2019 Dec 24:7-12.

OSTEOPOROSE DÓI?

Roberto Heymann

Antes de iniciar a leitura, convidamos você, leitor, a tentar responder algumas perguntas sobre este assunto. Para isso, escaneie este QR-code com seu celular

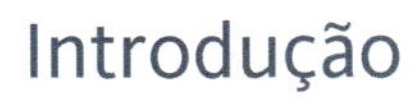

Introdução

A osteoporose é uma doença frequente em mulheres após os 50 anos de idade. Muitas vezes ignorada por não causar sintomas iniciais, pode evoluir com quadro de limitações e morbidade quando não tratada.

13.1 O que é?

A osteoporose é uma doença associada à queda da massa e da qualidade óssea, deixando os ossos frágeis, porosos e mais propensos a fraturas. Daí o termo "osteoporose", cuja origem vem das palavras gregas para "ossos porosos". Geralmente é assintomática, sendo manifestada clinicamente na ocorrência de uma fratura óssea. Frequentemente os ossos podem se tornar tão frágeis que à mínima pressão ou mesmo espontaneamente eles quebram (fraturam). Portanto, quando nos referimos à doença osteoporose, na verdade nossa preocupação é com sua consequência, a fratura óssea. Quanto mais grave a osteoporose, maior é o risco de fratura.

13.2 Quem acomete?

A osteoporose torna-se mais comum à medida que a idade avança. O risco da doença é maior entre caucasianos e asiáticos. Mais frequente nas mulheres do que nos homens. No Brasil, sua prevalência varia de 15% a 33% das mulheres, dependendo da idade e das características da população feminina estudada. A maioria dos estudos realizados no Brasil é formada por análises regionais. Poucos incluíram amostra representativa da população de todas as regiões do país. Similarmente, nos Estados Unidos, observou-se uma prevalência de 15,4% entre as mulheres com mais de 50 anos e de 34,9% entre as mulheres com mais de 80 anos. Em homens, dependendo do método de diagnóstico, a doença afeta entre 2% e 8% dos pacientes do sexo masculino.

Qual o grupo de risco para osteoporose?

- Mulheres após a menopausa.
- Homens após os 65 anos.
- Fumantes.
- Consumidores de álcool ou/e café em excesso.
- Diabéticos.
- Sedentários.
- Doenças cardíacas.
- Doenças inflamatórias autoimunes (como a artrite reumatoide, o lúpus eritematoso sistêmico, etc.).
- Doenças endócrinas (especialmente na tireoide, paratireoide ou ovários).
- Desordens nutricionais (do cálcio; vitamina D, proteínas, magnésio e fósforo).
- Doenças gastrointestinais que prejudiquem a absorção de nutrientes.
- Histórico familiar de osteoporose e osteopenia.
- Peso abaixo do ideal.

13.3 Quais as causas?

O esqueleto é um tecido vivo em constante renovação em resposta ao estresse mecânico e fatores hormonais. A integridade esquelética é mantida pelo equilíbrio entre a reabsorção e a formação óssea, chamada de remodelação óssea. Esse processo começa com a reabsorção do osso, durante a qual células chamadas osteoclastos digerem osso velho. A fase final é a formação do osso, quando células denominadas osteoblastos depositam osso novo. A duração da fase de reabsorção é muito curta (2 a 4 semanas) em comparação com a fase de formação (4 a 6 meses), e a vida útil dos osteoclastos é muito mais curta que a dos osteoblastos. Portanto, qualquer aumento da remodelação óssea pode resultar no aumento da reabsorção óssea e no balanço negativo de massa óssea. A chegada de minerais, principalmente cálcio e fósforo, é essencial para que haja formação do osso novo saudável. Níveis adequados de vitamina D são importantes para que o cálcio seja absorvido no intestino.

O remodelamento ósseo é complexo e regulado por inúmeras proteínas, hormônios e vitaminas. O desequilíbrio nesses fatores pode resultar no desequilíbrio da remodelação óssea, interferindo na densidade e na qualidade dos ossos, tornando-os frágeis.

A redução da massa óssea pode ocorrer quando o organismo remove muito osso (reabsorção óssea aumentada) por excesso de atividade dos osteoclastos; quando produz menos tecido ósseo por redução da atividade dos osteoblastos; ou quando há ambas as situações em que se observa aumento da atividade de osteoclastos associada à queda de produção óssea pelos osteoblastos. Os fatores que contribuem para o desenvolvimento de perda de massa óssea incluem fatores hormonais, envelhecimento, carga genética, deficiência de minerais, vitaminas e outros distúrbios nutricionais, tabagismo, sedentarismo, doenças associadas e medicamentos.

De acordo com a causa, a osteoporose pode ser dividida em primária ou secundária.

A **osteoporose primária** é de longe a mais frequente, acomete principalmente mulheres após os 50 anos de idade e encontra-se associada as mudanças hormonais que acompanham a menopausa. Sabemos que o estrogênio exerce uma ação protetora na massa óssea. A queda de seus níveis, observada na menopausa, é acompanhada por aumento da atividade dos osteoclastos, aumentando a reabsorção óssea e, portanto, a perda de tecido ósseo.

Nos homens, o declínio hormonal ocorre bem lentamente. Esse é um dos motivos pelos quais a fraturas osteoporóticas nos homens costumam ocorrer após os 70 anos, pois antes disso os níveis de testosterona presente são suficientes para impedir o aumento da reabsorção do osso.

O termo **osteoporose secundária** é utilizado quando a perda de massa óssea está associada a outras doenças, uso crônico de medicamentos, distúrbios nutricionais ou estilos de vida inadequados.

Várias doenças encontram-se associadas à osteoporose:

- Hiperparatiroidismo primário: nesta doença a glândula paratireoide produz quantidades excessivas do paratormônio, que estimula de forma aumentada a atividade dos osteoclastos e aumenta a reabsorção óssea, que leva à perda de massa óssea rapidamente.

- Hipertireoidismo: nesta situação o excesso de hormônio tireoidiano é responsável pelo aumento da reabsorção óssea.
- Doenças reumatológicas: o principal mecanismo associado a perda de massa óssea observada nas doenças inflamatórias ou autoimunes é o aumento da produção de proteínas inflamatórias sistêmicas que estimulam a reabsorção óssea, pela elevação do número e da atividade dos osteoclastos.

Dentre os medicamentos que podem reduzir adversamente a massa óssea, os corticoides merecem destaque. Na biologia óssea, os corticoides atuam principalmente reduzindo a formação e aumentando a reabsorção óssea por meio de modificações nas taxas de absorção e excreção do cálcio. Como fator adicional, favorecem as quedas associadas à perda de força muscular decorrente da miopatia induzida por esse grupo de medicamentos. Cerca de até 50% dos pacientes que recebem terapia crônica com corticoides sofrerão uma fratura por fragilidade. Dentre outros medicamentos que podem estar associados a osteoporose secundária podemos citar: anticoagulantes, inibidores de bombas de prótons, anticonvulsivantes e inibidores específicos de recaptação de serotonina.

As deficiências nutricionais desempenham um papel significativo na osteoporose em idosos. Com o envelhecimento, há uma diminuição na ingestão e na capacidade de absorção intestinal do cálcio e queda dos níveis de vitamina D, seja pela redução da exposição à luz solar, pela queda na capacidade da pele de produzir vitamina D ou por diminuição da "ativação" da vitamina D pelo rim. Além disso, a desnutrição é um fator de risco para sarcopenia e fragilidade do idoso, condições que favorecem quedas e consequentemente fraturas.

O consumo excessivo de bebida alcoólica é importante fator de risco para osteoporose, pois reduz a taxa de formação óssea e está associada a distúrbios alimentares marcantes, como baixa ingestão de proteínas, mudanças inapropriadas no estilo de vida, doenças hepáticas e diminuição da produção de testosterona, fatores que contribuem para diminuição do tecido ósseo.

Quanto ao tabagismo, observou-se que o número de mulheres afetadas pela osteoporose é quase o dobro nas fumantes. Em adultos mais idosos, o tabagismo está relacionado à redução da massa óssea, aumento da perda óssea e aumento do risco de fraturas. Indivíduos fumantes, independentemente do gênero, têm maior risco de apresentar fraturas por osteoporose. Foi observada uma prevalência maior de osteoporose no grupo de fumantes (31,3%) ou com antecedente de tabagismo (28,6%) em relação aos não fumantes (7,5%). A influência adversa do tabagismo parece ser mais pronunciada no quadril, com um aumento de 84% no risco de fratura local. As toxinas do cigarro podem afetar a atividade dos osteoblastos, prejudicando a formação óssea, e estimular a formação excessiva dos osteoclastos, aumentando a reabsorção óssea. Foi demonstrado que a cessação do tabagismo melhora a massa óssea e reduz o risco de fraturas.

O sedentarismo é outro fator de risco. O estímulo mecânico da atividade física aumenta a formação e a resistência do tecido ósseo. A falta de atividade física e sobretudo o sedentarismo, além de reduzirem esse efeito benéfico, levam a perda progressiva do condicionamento físico, que favorece o aumento de quedas e o risco de fraturas.

> **Você sabia...**
> O hábito de fumar precocemente pode reduzir o pico de massa óssea no final da adolescência.

13.4 Como se manifesta?

A doença progride lentamente e raramente apresenta sintomas, até o momento da ocorrência de uma fratura. Esse é um fato importante, porque muitos pacientes sem sintomas assumem incorretamente que não devem ter osteoporose, enquanto outros com dores nos quadris ou na coluna creem ser devido à osteoporose. A dor na osteoporose é improvável na ausência de fratura, diferentemente do que ocorre em outra condição de fragilidade óssea, como na osteomalácia, em que há dor frequentemente, mesmo na ausência de fraturas ou outras deformidades ósseas. A osteoporose pode, também, provocar deformidades e reduzir a estatura da pessoa. A perda óssea nas vértebras pode gerar deformidade com encurvamento do corpo para a frente, a cifose, que com o tempo torna-se mais acentuada.

A osteoporose não pode ser identificada em radiografia-padrão até que 30 a 40% da massa óssea tenha sido perdida, situação na qual o risco de fratura já é elevado. Dessa forma, se não forem realizados exames precoces para diagnosticá-la, a osteoporose só é percebida quando surge a primeira fratura, acompanhada de dor aguda.

> **Você sabia...**
> A osteoporose é indolor, necessitando-se da realização de exames para diagnosticá-la.

A triagem da população de risco é extremamente importante para que se estabeleça um diagnóstico precoce e se previna a ocorrência de fraturas. O diagnóstico precoce da osteoporose é realizado com medições da densidade mineral óssea (DMO). Essas medidas fornecem informações sobre a probabilidade de fraturas e um valor basal para monitorar o tratamento dos pacientes (Tabela 13.1). Por meio da densitometria óssea pela técnica de DXA obtemos como resultado um escore T da densidade mineral óssea, cujo valor corresponde ao desvio padrão (DP) da comparação da DMO obtida pelo paciente em relação à esperada no adulto jovem. Existem outras técnicas menos utilizadas, das quais se destacam a ultrassonografia quantitativa (USQ) e a tomografia computadorizada quantitativa (QCT).

Tabela 13.1 | Critérios para diagnóstico da osteoporose e osteopenia, segundo a Organização Mundial de Saúde (OMS). Valores em desvio padrão (DP).

NORMAL – T. Score maior a -1,0
OSTEOPENIA – T. Score entre -1,0 e -2,4
OSTEOPOROSE – T. Score menor ou igual a -2,5
OSTEOPOROSE ESTABELECIDA – T. Score menor ou igual a -2,5 e a presença de fratura por trauma de baixo impacto

Fonte: Desenvolvida pela autoria.

13.5 Quais as consequências?

As principais e mais temidas consequências da osteoporose são as fraturas, que ocorrem mais comumente nas vértebras, no quadril e no punho. As vértebras são as mais frequentes, podem ocorrer após traumas leves ou espontaneamente e apresentam uma taxa de prevalência de 25 a 50% em mulheres acima de 50 anos de idade. Somente um terço dessas fraturas causam sintomas dolorosos na coluna, que podem evoluir com dor crônica severa de origem neurogênica, às vezes de difícil controle. Estão associadas à redução da estatura, ao aumento da cifose e, às vezes, à perda da capacidade física. Embora raras, as fraturas múltiplas de vértebras podem levar a uma deformidade do tipo corcunda (cifose severa), resultando na pressão em outros órgãos e podendo prejudicar a capacidade respiratória. As fraturas do quadril apresentam dor, deformidade e incapacidade de caminhar (deambular), além do risco aumentado de trombose venosa profunda ou embolia pulmonar quando não tratadas. A taxa de mortalidade em um ano é de aproximadamente 20%.

Anualmente, mais de 1,5 milhão de fraturas por osteoporose ocorrem nos Estados Unidos, a grande maioria em mulheres. Na União Europeia o número de novas fraturas por osteoporose em 2010 foi estimado em 3,5 milhões, das quais aproximadamente 610 mil fraturas eram de quadril, 520 mil foram fraturas vertebrais, 560 mil de punho e 1,8 milhão outras fraturas, como pelve, costela, úmero, tíbia, fíbula, clavícula, escápula e esterno e outras fraturas do fêmur. Provavelmente o número de fraturas vertebrais foi subestimado, pois somente 30% destas são sintomáticas.

13.6 Tratamentos possíveis

A melhor conduta no tratamento da osteoporose é preveni-la (ver Capítulo 14). A prevenção inclui uma dieta adequada em **proteínas**, cálcio, vitamina D e fósforo desde a infância e evitar os fatores de risco, como consumo exagerado de bebidas alcoólicas, medicamentos nocivos aos ossos ou o tabagismo. Em pessoas com osteoporose, a prevenção de fraturas ósseas inclui, além de uma dieta adequada, alterações no estilo de vida (etilismo, tabagismo), exercício físico, prevenção de eventuais quedas e uso de medicamentos.

A terapia medicamentosa é realizada nos indivíduos que apresentam osteoporose diagnosticada pela densitometria DXA (DMO < –2,5 DP) ou aqueles com osteopenia (DMO entre –1 e –2,5 DP) e que apresentam risco elevado de evoluir para fraturas. Um instrumento utilizado para avaliar esse risco é o FRAX (Ferramenta de Avaliação de Risco de Fratura), uma calculadora online que calcula o risco de determinado paciente sofrer fratura nos próximos 10 anos.

Escaneie o QR-code abaixo para acessar a calculadora FRAX para determinar o risco de fratura pelos próximos 10 anos.

Os exercícios devem ser estimulados, sendo considerados benéficos para a saúde óssea os de resistência ou com emprego da carga do corpo. Recomenda-se uma ingestão de cálcio de 1.200 mg/dia, idealmente a partir de alimentos; suplementos de cálcio podem ser necessários para pacientes cujas dietas não fornecem cálcio suficiente. Em relação à vitamina D, recomenda-se 600 a 800 UI/dia para fins de saúde pública, mas para aqueles com risco aumentado de osteoporose um suplemento personalizado deve ser prescrito com o objetivo de manter os níveis séricos de vitamina D acima de 30 ng/mL.

O tratamento farmacológico específico para reduzir o risco de fratura é recomendado para pacientes com fraturas prévias de baixo impacto na coluna ou no quadril, independentemente do resultado do DXA; pacientes com diagnóstico de osteoporose pela densidade mineral óssea medida pela DXA (DMO com T-score de –2,5 DP ou inferior da média normal jovem); pacientes com diagnóstico de osteopenia pela DXA (T-score entre –1,0 e –2,5 DP), desde que o risco de ocorrência de fratura osteoporótica seja ≥ 20%, ou o risco de fratura de quadril (colo de fêmur ou fêmur proximal) seja ≥ 3% calculado pelo FRAX (Tabela 13.2).

Tabela 13.2 | Diretrizes para intervenção farmacológica em mulheres na pós-menopausa e homens com idade acima de 50 anos.

História prévia de fratura de quadril ou de vértebra por baixo impacto.
Escore T ≤ –2,5 (DXA) no colo femoral ou coluna vertebral, após avaliação apropriada para excluir causas secundárias.
Escore T entre –1 e –2,5 no colo femoral ou coluna vertebral e uma probabilidade de 10 anos de fratura de quadril ≥ 3% ou uma probabilidade de 10 anos de qualquer fratura relacionada à osteoporose ≥ 20%, com base na população dos Estados Unidos. (Algoritmo da OMS adaptado).

DXA: absorciometria de raios-x de dupla energia; OMS: Organização Mundial de Saúde.

Fonte: Desenvolvida pela autoria.

Os medicamentos utilizados podem ser classificados como antirreabsortivos ou estimuladores da formação óssea (anabolizantes) (Tabela 13.3). Os antirreabsortivos atuam reduzindo a reabsorção óssea pelos osteoclastos. Os estimuladores da formação óssea elevam a capacidade dos osteoblastos de produzir osso novo.

Tabela 13.3 | Principais agentes utilizados no tratamento da osteoporose.

Modo de ação	Grupo	Agente
Antirreabsortivos	Bisfosfonatos	Alendronato
		Risedronato
		Ibandronato
		Ácido zolendrônico
	Anticorpo RANKL	Desonumabe
	Estrogênio	Estrogênio conjugado
	SERM	Raloxifeno
		Tamoxifeno
Anabolizantes	Pth	Teriparatida
	Anticorpo Anti-esclerostina	Romosozumabe

Fonte: Desenvolvida pela autoria.

O objetivo do tratamento farmacológico é aumentar a força e resistência óssea e reduzir o risco de fratura osteoporótica. Os medicamentos mais utilizados são os antirreabsortivos, e sua escolha dependerá das condições do paciente e da experiência do médico.

Os **bifosfonatos** são uma boa opção para o tratamento da osteoporose pós-menopausa. São indicados também no tratamento da osteoporose em homens, na induzida por corticoides e em metástases ósseas. São considerados agentes antirreabsortivos, pois atuam diminuindo a reabsorção óssea. O alendronato de sódio é utilizado na dose de 70 mg uma vez por semana e o risedronato de sódio na dose de 45 mg uma vez por semana ou 150 mg uma vez ao mês. São eficazes na prevenção de fraturas vertebrais e não vertebrais. O ibandronato de sódio mostrou-se eficaz na prevenção de fraturas vertebrais na dose de 150 mg uma vez ao mês. Seus efeitos podem perdurar por até 5 ou mais anos após sua suspensão. Muitas vezes a aderência ao tratamento é inadequada devido a intolerância gástrica. Não devem ser usados como terapia inicial em pacientes com distúrbios esofágicos e devem ser evitados em pacientes submetidos a cirurgias com anastomoses presentes no trato gastrointestinal. Nestes casos há a opção do uso de bifosfonatos endovenosos, seja o ácido zolendrônico ou o ibandronato de sódio. O ácido zolendrônico endovenoso tem a vantagem de ser utilizado na dose de 5 mg uma vez ao ano com bons resultados. Os bifosfonatos não devem ser empregados em pacientes com insuficiência renal crônica.

Outro medicamento antirreabsortivo, mas que não pertence ao grupo dos bifosfonatos, é o **denosumabe**. É uma medicação biológica, aplicada na dose de 60 mg via subcutânea uma vez a cada 6 meses. Muito eficiente na prevenção de fraturas vertebrais e não vertebrais. Pode ser empregado em pacientes com insuficiência renal, mas seu uso deve ser contínuo, pois sua descontinuação está associada a um rápido aumento da reabsorção óssea, diminuição de DMO e aumento na taxa de fratura vertebral aos níveis pré-tratamento. Atualmente tem sido muito utilizada no tratamento da osteoporose pos menopausa devido ao seu baixo índice de efeitos adversos e boa eficacia.

A **teriparatida** é um agente anabolizante do osso, cujo efeito é o de aumentar a densidade mineral óssea e melhorar estrutura óssea, ao estimular a formação óssea. Seu uso é limitado pelo custo do tratamento e pelo fato de ser uma medicação injetada no subcutâneo diariamente. Deve ser utilizado continuamente por no máximo 24 meses, e seus efeitos benéficos na proteção contra a fratura não vertebral persistem por até 30 meses após sua interrupção. Os eventos adversos com teriparatida são náusea, dor nos membros, dor de cabeça e tontura. Seu uso é contraindicado em condições como hipercalcemia, outras doenças metabólicas ósseas que não a osteoporose, doença de Paget, radioterapia prévia ao esqueleto, em pessoas com antecedentes de doenças malignas e na insuficiência renal grave.

Os **moduladores seletivos de receptores de estrogênio** (SERM) não são utilizados primariamente no tratamento da osteoporose em mulheres na pós-menopausa por aumentarem o risco de fenômenos tromboembólicos e por não reduzirem as ondas de calor. O raloxifeno inibe a reabsorção óssea e reduz o risco de fratura vertebral. Geralmente é escolhido quando há necessidade de profilaxia do câncer de mama.

A **terapia de reposição hormonal com estrógenos/progesterona** foi considerada no passado uma das abordagens de primeira linha. Atualmente só é indicada para o tratamento da osteoporose em mulheres na pós-menopausa que apresentem sintomas persistentes da menopausa. Embora tenha reduzido o risco de fraturas vertebrais e do quadril, o risco aumentado de câncer de mama e fenômenos cardiovasculares limitou sua indicação.

Uma droga nova recentemente aprovada pelo FDA (abril de 2019), o **romosozumabe** é um anticorpo monoclonal que se liga e inibe a esclerostina, uma proteína que inibe a formação de osso. Essa droga apresenta duplo efeito, exercendo ação anabolizante e antirreabsortiva. Os ensaios clínicos demonstraram que o romosozumabe eleva de forma acentuada a densidade óssea, com grande redução dos riscos de fraturas por osteoporose. É um medicamento promissor, com possíveis efeitos adversos que devem ser cuidadosamente monitorados.

PONTOS-CHAVE

- A osteoporose é uma doença frequente, sobretudo nas mulheres pós-menopausa.
- Existem doenças, medicamentos e outras condições clínicas que favorecem o desenvolvimento da osteoporose.
- Tem evolução assintomática, até que ocorra a primeira fratura por fragilidade.
- O diagnóstico precoce pela densitometria óssea permite seu tratamento precoce, favorecendo a prevenção de fraturas.
- O tratamento por meio de medidas não medicamentosas e medicamentosas tem como objetivo evitar fraturas secundárias da osteoporose.

Bibliografia consultada

Baccaro LF, Conde DM, Costa-Paiva L, Pinto-Neto AM. The epidemiology and management of postmenopausal osteoporosis: a viewpoint from Brazil. Clinical Interventions in Aging. 2015:10:583-91.

Cosman F, de Beur SJ, LeBoff MS, et al. Clinician's guide to prevention and treatment of osteoporosis. Osteoporos Int. 2014;25:2359.

Emkey GR, Epstein S. Secondary osteoporosis: pathophysiology & diagnosis. Best Pract Res Clin Endocrinol Metab. 2014 Dec;28(6):911-35.

Kanis JA, Johansson H, Johnell O, et al. Alcohol intake as a risk factor for fracture. Osteoporos Int. 2005;16:737-42.

Kanis JA, McCloskey EV, Johansson H, et al. European guidance for the diagnosis and management of osteoporosis in postmenopausal women. Osteoporos Int. 2013;24:23-57.

Øyin J, Gjesdal CG, Nyagård OK, Lie SA, Mayer HE, et al. Smoking and body fat mass in relation to bone mineral density and hip fractures: The Hordaland Health Study. Plos One. 2014;9(6):e101335.

Rizzoli R. Nutritional aspects of bone health. Best Pract Res Clin Endocrinol Metabol. 2014;28:795-808.

Rizzoli R. Postmenopausal osteoporosis: assessment and management. Best Practice & Research Clinical Endocrinology & Metabolism. 2018;32:739-57.

Rosen HN, Drezner MK. Overview of the management of osteoporosis in postmenopausal women. UPTODATE® 2020.

Tanaka S. Molecular understanding of pharmacological treatment of osteoporosis. EFORT Open Rev. 2019 Apr 29;4(4):158-64.

Walker-Bone K. Recognizing and treating secondary osteoporosis. Nat Rev Rheumatol. 2012;8(8):480-92.

Watts NB, Adler RA, Bilezikian JP, et al. Osteoporosis in men: an Endocrine Society clinical practice guideline. J Clin Endocrinol Metab. 2012;97:1802.

Wright NC, Looker AC, Saag KG, et al. The recent prevalence of osteoporosis and low bone mass in the United States based on bone mineral density at the femoral neck or lumbar spine. J Bone Miner Res. 2014;29(11):2520-6.

Yedavally-Yellayi S, Manyin Ho A, Patalinghug EM. Update on osteoporosis. Prim Care Clin Office Pract. 2019;46:175-90.

Zhu K, Prince RL. Lifestyle and osteoporosis. Curr Osteoporos Rep. 2015;13:52-9.

CUIDADO NUTRICIONAL NA PREVENÇÃO DA OSTEOPOROSE

Drielle Schweiger Freitas Bottairi
Carla Muroya Capelli
Silvia Maria Fraga Piovacari

Antes de iniciar a leitura, convidamos você, leitor, a tentar responder algumas perguntas sobre este assunto. Para isso, escaneie este QR-code com seu celular

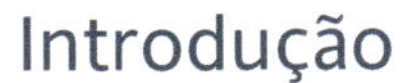

Introdução

Ao longo dos anos a expectativa de vida da população mundial está aumentando. Isso se deve a programas de saúde pública, melhores condições de acesso à saúde e evolução da tecnologia médica. Se compararmos a expectativa de vida no Brasil, subiu de 52 anos em 1952 para 71 anos em 2010, e projeta-se que chegue a 80 anos em 2050, segundo o Instituto Brasileiro de Geografia e Estatística (IBGE).

Escaneie o QR-code abaixo e veja a animação da evolução dos gráficos da pirâmide etária da população brasileira e dos diferentes estados do país, no site do IBGE, de 2010 a 2060. Observe o alargamento gradual do ápice da pirâmide que representa o aumento do envelhecimento populacional.

À medida que a idade avança, comorbidades e doenças ligadas ao envelhecimento se instalam. Entre elas está a osteoporose, que está associada ao aumento da frequência das fraturas nos idosos por insuficiência da qualidade óssea.

14.1 O que é osteoporose?

A osteoporose é a diminuição da densidade mineral óssea que leva à fragilidade da sua estrutura. Está detalhadamente descrita no Capítulo 13.

14.2 Quais os fatores de risco para ter osteoporose?

Mesmo com os avanços da ciência, a osteoporose ainda é um problema de saúde pública mundial. Além da idade e do gênero, outros fatores de risco, classificados como inalterados e modificáveis (Tabela 14.1), podem contribuir para a perda de massa óssea.

Tabela 14.1 | Fatores de risco inalterados e modificáveis.

Inalterados	Modificáveis
Uso de glicocorticoides	Tabagismo
Fraturas anteriores	Álcool
Histórico familiar de osteoporose	Distúrbios alimentares
Hipogonadismo	IMC < 22 kg/m^2 para idosos e $< 18{,}5$ kg/m^2 para adultos
	Sedentarismo

IMC: Índice de Massa Corpórea.
Fonte: Desenvolvida pela autoria.

Além da massa óssea, a partir dos 40 anos começamos a perder aproximadamente 8% da massa muscular ao ano, e aos 70 anos essa perda aumenta para 15% ao ano.

A ingestão de cálcio e vitamina D, associada à prática de atividade física, tem papel fundamental na prevenção da osteoporose e na melhora da qualidade da massa muscular, força, marcha e equilíbrio.

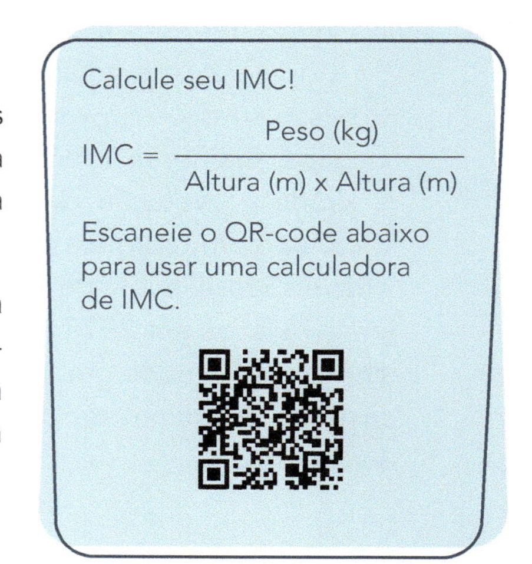

14.3 Como prevenir a osteoporose?

O exercício físico regular, a exposição ao sol e o consumo adequado de vitamina D, cálcio e proteínas (fonte animal e vegetal) podem retardar tanto a perda da massa muscular (massa magra) quanto a da massa óssea.

A exposição solar adequada é o estímulo para a produção da vitamina D no organismo em sua forma de colecalciferol (vitamina D3), sendo responsável por 80 a 90% do estoque. A ação dos raios UV-B na pele desencadeia reações que ajudam na absorção de cálcio, renovação e mineralização óssea.

A alimentação é um pilar muito importante em todos os estágios de vida: desde a nutrição materna, pois a oferta desses nutrientes ajuda na formação de massa óssea e no crescimento do feto; passando para idade pediátrica e puberdade para alcançar o pico de formação de massa óssea; evoluindo na idade adulta para evitar perda óssea e muscular, culminando no idoso no auxílio da prevenção e tratamento de osteoporose. Alguns alimentos são fontes de vitamina D, como: cogumelos, farinha de linhaça, peixes, frutos do mar, leite e ovos.

14.4 Quais os principais nutrientes envolvidos na qualidade óssea?

O cálcio é um importante componente e representa de 30 a 35% da massa óssea. Está envolvido na formação e manutenção da qualidade do osso desde a infância até a idade adulta.

Alimentos fontes de cálcio são: leite e derivados, leguminosas (feijão, soja e seus derivados) e verduras verdes-escuras. O consumo de cálcio ainda é insuficiente em vários países.

Escaneie o QR-code abaixo e avalie seu consumo de cálcio!

Alguns componentes alimentares, como os fitatos (cereais e sementes), oxalatos (espinafre e nozes) e taninos (chá), podem reduzir a absorção do cálcio quando a alimentação não é balanceada. O consumo de preparações ricas em sódio nos alimentos industrializados, *fast-foods*, e o excesso do uso de sal no preparo das refeições aumenta a excreção de cálcio pelo rim. Recomenda-se que a ingestão de sódio não ultrapasse 2.400 mg/dia, equivalente até 5 g de sal de cozinha/dia, segundo a Sociedade Brasileira de Cardiologia.

O consumo adequado de frutas e vegetais oligossacarídeos não digeríveis (banana, alho, cebola, aspargos, batata yacon) auxilia no aumento da absorção do cálcio, pois eles sofrem fermentação ao chegarem ao intestino grosso, acidificam o pH intestinal e estimulam a absorção de cálcio.

O consumo recomendado de cálcio e vitamina D para cada estágio de vida em indivíduos saudáveis varia (Tabela 14.2).

Tabela 14.2 | Recomendação de cálcio (mg) e vitamina D (µg) por faixa etária, segundo *Recommended Dietary Allowances* (RDA), 2011.

	Cálcio RDA (mg)	Vitamina D RDA (µg)
Crianças		
1-3 anos	700	15
4-8 anos	1.000	15
Homens		
9-13 anos	1.300	15
14-18 anos	1.300	15
19-30 anos	1.000	15
31-50 anos	1.000	15
51-70 anos	1.000	15
> 70 anos	1.200	20
Mulheres		
9-13 anos	1.300	15
14-18 anos	1.300	15
19-30 anos	1.000	15
31-50 anos	1.000	15
51-70 anos	1.200	15
> 70 anos	1.200	20
Gestantes		
14-18 anos	1.300	15
19-30 anos	1.000	15
31-50 anos	1.000	15
Lactantes		
14-18 anos	1.300	15
19-30 anos	1.000	15
31-50 anos	1.000	15

Fonte: Desenvolvida pela autoria.

14.5 O que é sarcopenia?

A sarcopenia é definida como distúrbio associado à perda progressiva e generalizada do músculo esquelético, o que aumenta a probabilidade de intercorrências, incluindo quedas, fraturas, incapacidade física e morte.

O processo do envelhecimento está associado a diversas síndromes, como a redução no apetite e na ingestão dos alimentos (chamada de anorexia do envelhecimento), além da perda da massa muscular, força e funcionalidade. Esses fatores podem ser preditores do que os especialistas chamam de sarcopenia.

A identificação desse distúrbio consiste em avaliar a diminuição da força muscular e sua função, por meio de questionários, testes funcionais e medidas antropométricas. Um dos instrumentos para identificação é o questionário SARC-CalF (Tabela 14.3).

Tabela 14.3 | **Questionário de identificação de risco para sarcopenia (SARC-CalF).**

Componente	Pergunta	Pontuação
Força	O quanto de dificuldade você tem para levantar e carregar 5 kg?	Nenhuma = 0 Alguma = 1 Muita, ou não consegue = 2
Ajuda para caminhar	O quanto de dificuldade você tem para atravessar um cômodo?	Nenhuma = 0 Alguma = 1 Muita, usa apoios ou incapaz = 2
Levantar da cadeira	O quanto de dificuldade você tem para levantar de uma cama ou cadeira?	Nenhuma = 0 Alguma = 1 Muita, ou não consegue sem ajuda = 2
Subir escada	O quanto de dificuldade você tem para subir um lance de escadas de 10 degraus?	Nenhuma = 0 Alguma = 1 Muita, ou não consegue = 2
Quedas	Quantas vezes você caiu no último ano?	Nenhuma = 0 1-3 quedas = 1 4 ou mais quedas = 2
Panturrilha	Meça a circunferência da panturrilha direita exposta do(a) paciente em pé, com as pernas relaxadas e com os pés afastados 20 cm do outro	Mulheres: > 33 cm = 0 ≤ 33 cm = 10 Homens: > 34 cm = 0 ≤ 34 cm = 10
Somatório (0-20 pontos) 0-10: sem sinais sugestivos de sarcopenia no momento (cogitar reavaliação periódica) 11-20: sugestivo de sarcopenia (prosseguir com investigação diagnóstica completa)		
Caso sua pontuação seja entre 11-20, procure seu médico.		

Fonte: Desenvolvida pela autoria.

Os idosos com doenças crônicas que fazem ingestão proteica aumentada apresentam benefícios na recuperação da saúde e compensação de condições inflamatórias, além da melhora da massa muscular.

14.6 Quais os principais nutrientes envolvidos na qualidade muscular?

A ingestão equilibrada de proteínas na dieta é fundamental para a boa qualidade da massa muscular. Para indivíduos idosos, as sociedades especialistas fazem recomendações gerais quanto ao consumo diário de proteínas (Tabela 14.4). A avaliação individual deve ser sugerida por um profissional de saúde.

Tabela 14.4 | Recomendação proteica para idosos e condições de saúde.

Idosos saudáveis	1,0 a 1,2 g/kg/dia
Idosos com doenças agudas ou crônicas	1,2 a 1,5 g/kg/dia
Idosos com doença grave	1,2 a 1,5 g/kg/dia
Doença renal crônica (TFG* < 30 mL/min/1,73 m²)	0,6 a 0,8 g/kg/dia
Doença renal crônica (TFG* > 30 e < 60 mL/min/1,73 m²)	Até 0,8 g/kg/dia
Doença renal crônica leve (TFG* > 60 mL/min/1,73 m²)	1,0 a 1,2 g/kg/dia

*TFG: taxa de filtração glomerular.

Fonte: Desenvolvida pela autoria.

14.7 Pós-operatório de fraturas por osteoporose

Conforme já mencionado, a alimentação é pilar importante para a prevenção de osteoporose e fraturas. É importante lembrar que a osteoporose é causa comum de fraturas no idoso. Nos casos de fratura do quadril, o tratamento geralmente é cirúrgico. Quando esse evento acontece, são necessários alguns cuidados alimentares para o auxílio na cicatrização e reabilitação desse paciente.

Além disso, alguns fatores durante o período de internação hospitalar, como tempo prolongado no leito, alimentação diferente da domiciliar e ambiente não familiar, favorecem a ocorrência de constipação.

Você sabia...

Existem situações em que o médico e/ou nutricionista podem indicar suplementação nutricional para promover a cicatrização e a recuperação da massa muscular.

A constipação é definida como alteração no intestino grosso, caracterizada pela diminuição do número de evacuações (menos de três evacuações por semana), sensação de esvaziamento retal incompleto, fezes endurecidas, esforço para eliminar fezes ou necessidade de toque para esvaziamento retal. Essa complicação, além de associada com alimentação pobre em fibras e hidratação inadequada, também está associada com o uso frequente de opióides (medicação analgésica), podendo afetar o trânsito intestinal.

Recomendações dietéticas e teor de fibras alimentares são de grande importância no tratamento da constipação intestinal. É importante também cuidar da hidratação (aproximadamente 1,5 L a 2 L de água por dia) para garantir os efeitos benéficos das fibras. A ingestão adequada de fibras alimentares é de 15 a 30 g por dia.

Alimentos que devem ser incluídos para aumentar o teor de fibras:

- **Frutas frescas:** mamão, ameixa, laranja, mexerica com o bagaço, figo, manga, kiwi, uva.
- **Frutas secas:** uva-passa, damasco, ameixa.

- **Cereais integrais:** farelo de trigo, farelo de aveia, musli, granola.
- **Leguminosas:** feijão, lentilha, ervilha, soja e grão-de-bico.
- **Hortaliças:** tomate, berinjela, beterraba, pepino e outros; verduras preferencialmente cruas, como alface, rúcula, escarola e outras.
- **Preparações feitas com trigo integral:** arroz, macarrão, pães, biscoitos, torradas integrais.

Os prebióticos, probióticos e simbióticos são "microrganismos vivos" que oferecem grande benefício para combater a constipação, pois agem na flora intestinal, promovendo o crescimento de bactérias benéficas e impedindo o desenvolvimento de bactérias patogênicas.

PONTOS-CHAVE

- A osteoporose pode ser prevenida com a prática de exercício físico regular, exposição solar adequada e alimentação rica em vitamina D, cálcio e proteínas.
- A sarcopenia, perda de massa muscular, é frequente em idosos e deve ser diagnosticada e tratada com ênfase.
- A nutrição é fundamental no pós-operatório, pois promove melhor resposta biológica do organismo.

Bibliografia consultada

Barbosa-Silva TG, Menezes AM, Bielemann RM, Malmstrom TK, Gonzalez MC. Enhancing SARC-F: improving sarcopenia screening in the clinical practice. J Am Med Dir Assoc. 2016 Dec 17;(12):1136-41.

Gonçalves TJM, Horie LMG, Batista SEA. Diretriz BRASPEN de terapia nutricional no envelhecimento. BRASPEN Journal. 2019;34:S3, p.2-58.

Instituto Brasileiro de Geografia e Estatistica (IBGE). Projeção da população do Brasil e das Unidades da Federação. [Online] 20 de janeiro de 2020. [acesso em: 18 jan 2020.] Disponível em: https://www.ibge.gov.br/apps/populacao/projecao/.

Internation Osteoporosis Foundantion (IOF). Modifiable Risk Factors. Internation Osteoporosis Foundantion (IOF). [Online] Fevereiro de 2012. [acesso em: 15 dez 2019] Disponível em: https://www.iofbonehealth.org/modifiable-risk-factors.

International Osteoporosis Foundation (IOF). Fixed Risk Factors. International Osteoporosis Foundation (IOF). [Online] Fevereiro de 2012. [acesso em: 15 dez 2019] Disponível em: https://www.iofbonehealth.org/fixed-risk-factors.

International Osteoporosis Foundation (IOF). Ingestão de cálcio na dieta de adultos ao redor do mundo. Calcium Map. [Online] 2017. [acesso em: 15 jan 2020.] Disponível em: https://www.iofbonehealth.org/facts-and-statistics/calcium-map.

Pereira GAP, Genaro PS, Pinheiro MM, Szenjnfeld VL, Martini LA. Cálcio dietético: estratégias para otimizar o consumo. Rev Bras Reumatol. 2009;Mar/Apr;49(2):164-80.

Précoma DB, Oliveira GMM, Simão AF, Dutra OP, Coelho OR, Izar MCO, et al. Atualização da Diretriz de Prevenção Cardiovascular da Sociedade Brasileira de Cardiologia – 2019. Arq Bras Cardiol. 2019; [online]. ahead print.

Radominski SC, Bernardo W, Paula AP, Albergaria BH, Moreira C, Fernandes CE, et al. Diretrizes brasileiras para o diagnóstico e tratamento da osteoporose em mulheres na pós-menopausa. Rev Bras Reumatol. 2017 Jun;57(S2):452-66.

Santos AC, Mancio CM, Diament D. Constipação. In: Piovacari SMF, Toledo DO, Figueiredo EJA. Equipe multiprofissiional de terapia nutricional. São Paulo: Atheneu; 2017.

Trombetti A, Reid KF, Hars M, Herrmann FR, Pasha E, Phillips EM, et al. Age-associated declines in muscle mass, strength, power, and physical performance: impact on fear of falling and quality of life. Osteoporos Int. 2016 Feb;27(2):463-71.

Universidade de São Paulo. Tabela Brasileira de Composição de Alimentos (TBCA). [online] 2019. [acesso em 20 jan 2020] Disponível em: http://www.fcf.usp.br/tbca.

Volkert D, Beck AM, Cederholm T, Cruz-Jentoft A, Goisser S, Hooper L, Kiesswetter E, Maggio M, Raynaud-Simon A, Sieber CC, Sobotka L, van Asselt D, Wirth R, Bischoff SC. ESPEN guideline on clinical nutrition and hydration in geriatrics. Clin Nutr. 2019 Feb;38(1):10-47.

World Gastroenterology Organisation Practice Guidelines. Constipação: uma perspectiva mundial. [online] 2010. [acesso em 20 jan 2020] Disponível em: https://www.worldgastroenterology.org/UserFiles/file/guidelines/constipation-portuguese-2010.pdf.